LES CAHIERS DE L'IREA
N° 24 - 2018

Revue de l'Institut de recherches et d'études africaines
(IREA)

Psychologie et Santé

L'Harmattan

LES CAHIERS DE L'IREA
N° 24 - 2018

Revue de l'Institut de recherches et d'études africaines (IREA)

Psychologie et santé

L'Harmattan

5-7, rue de l'École-Polytechnique ; 75005 Paris
www. editions-harmattan.fr

ISBN : 978-2-343-16592-9
EAN : 9782343165929

Comité scientifique

Comité de lecture

Sommaire

Éditorial

Les conflits armés représentent des évènements potentiellement traumatiques à cause des multiples et diverses violences qu'ils occasionnent toujours à l'encontre des individus et de leurs biens, notamment les plus faibles, dont les femmes. En cela, la crise socio-politique de 2010-2011 en Côte d'Ivoire n'a pas fait l'exception et la région Ouest du pays a été particulièrement touchée en termes de violences subies par les femmes. Celles-ci ont, en effet, été plus exposées que les hommes à subir ces violences. Ainsi, de nombreuses femmes Guéré, dans leur fuite vers des zones plus calmes, ont subi publiquement, dans les brousses, diverses violences perpétrées par des bandes armées. Ces violences peuvent être regroupées en trois principaux types à savoir les violences physiques, sexuelles et psychologiques. Or la violence est une expérience douloureuse qui affecte durablement les victimes dans tous leurs aspects affectif, économique, social, sexuel et spirituel, les installe dans un état de souffrance et de détresse quasi perpétuelle. Cet état de souffrance est désigné par le terme psycho-traumatisme ou traumatisme psychique ou trauma, et se définit comme une blessure, un choc violent ou une sorte de court-circuit dans le psychisme d'un individu ou groupe d'individus dont l'existence était jusque-là sensée, et qui est susceptible de le déstabiliser profondément. Tout en submergeant ses possibilités de réaction pour y faire face, certaines femmes avaient réussi à dépasser leurs psycho-traumatismes, alors que d'autres n'y étaient pas parvenues plusieurs années après ces agressions. Les premières étaient parvenues à s'accepter, à changer, de manière constructive, leur façon d'être, pour mener une vie adaptée, tandis que les dernières se sentant détruites ne trouvaient plus de sens à leur vie et avaient cessé de se projeter dans l'avenir. Certaines d'entre celles-ci ont développé des addictions à l'alcool et/ou au tabac comme pour accélérer une mort souhaitée qui tardait à venir. Ce qui a éveillé dans l'auteur l'interrogation suivante:

Mais, la variabilité de résilience de ces femmes ne serait-elle pas liée au type de violence subie ?

L'objectif visé par l'article« Psychotraumatismes et résilience chez les femmes Guéré victimes de violence en Côte d'Ivoire » du docteur KOUASSI Ettié Silvie est d'expliquer la variabilité de résilience des femmes Guéré victimes de violence à l'Ouest de la Côte d'Ivoire à partir du postulat selon lequel le développement du fonctionnement résilient d'un individu repose sur une base de trois données à savoir le sentiment d'avoir une base de sécurité interne, l'estime de soi et le sentiment de sa propre efficacité.

En ce sens, les faits mis en évidence montrent que leur résilience est fonction du type de violence subie. Ainsi, la résilience des femmes victimes de violences sexuelles est faible tandis que celle de leurs homologues hommes victimes des violences physiques et psychologiques est forte. Les représentations individuelles et sociales des violences justifient cette variabilité de résilience en ce sens que les violences sexuelles bénéficient d'une représentation plus négative que les autres.

Au *finish*, l'article offre des conclusions qui démontrent d'abord que l'humain possède en lui de vastes ressources, parfois ignorées, qui, avec une aide extérieure, peut surmonter son psycho-traumatisme, qui montrent ensuite que l'accent mis respectivement sur l'écoute individuelle et les groupes de paroles constitue des moyens d'aide aux victimes en souffrance et, enfin, que celles qui soutiennent que la capacité de résister psychiquement aux épreuves de la vie se trouve dans les relations avec les autres.

Pour y arriver, l'auteur a fondé son étude sur l'hypothèse générale selon laquelle leur résilience varie en fonction du type de violence subie, hypothèse qui a été vérifiée.

À côté de ce problème de « Psycho-traumatismes et résilience chez les femmes Guéré victimes de violence en Côte d'Ivoire », nous avons, dans le même pays, cette autre problématique qu'est la méningite et la grippe chez les adultes à Bouaké, soulevé par les auteurs Kouakou et Koudio.

D'entrée de jeu, les auteurs KOUAKOU Yao Edmond Patrice et KOUADIO M'bra Kouakou Dieudonné instruisent que la conquête de la santé, en d'autres termes la lutte contre la maladie comporte trois leviers : 1. Les soins curatifs ; 2. Les soins palliatifs ; 3. Les soins préventifs. Et nos deux auteurs de préciser que si les soins curatifs et les soins palliatifs concernent des individus déjà en phase de maladie, les soins préventifs, eux, s'appliquent à des individus qui ne présentent pas encore de maladie et consistent, de ce fait, à faire éviter les éventuelles maladies contre lesquelles ils ont été administrés. C'est dans ce cadre qu'intervient la vaccination qui reste un instrument important de santé publique, car « *il vaut mieux prévenir que guérir* ».

Les deux auteurs montrent que les activités de vaccination en Côte d'Ivoire présentent trois cas de figure : 1. le programme élargi de vaccination (PEV) qui repose sur un ensemble de vaccins destinés aux femmes enceintes et les enfants de 0 à 5 ans. C'est l'exemple du vaccin contre la poliomyélite, la diphtérie, la coqueluche, la rougeole ; 2. Les vaccinations qui interviennent à l'occasion d'urgence épidémique comme cela a été le cas en 2008 lors de l'épidémie de fièvre jaune à Abidjan. 3. Les vaccinations hors-PEV destinées à toutes les tranches d'âge. Dans ce cadre, les vaccinations qui répondent du PEV et les vaccinations d'urgence sont entièrement gratuites, car subventionnées par l'État et ses partenaires alors que les vaccins relevant de la catégorie hors-PEV sont payants.

Malheureusement les populations ivoiriennes ne semblent pas s'inscrire dans cette vision des autorités sanitaires, de sorte que la couverture vaccinale en Côte d'Ivoire reste faible (85%).

À Bouaké particulièrement, ville située au centre du pays, les vaccins contre la grippe et la méningite sont peu demandés par la population.

Partant de l'hypothèse que la faible réponse vaccinale est la cause de la persistance des maladies chez les adultes, les deux auteurs ont voulu découvrir à travers le présent article, les facteurs à l'origine de la faible couverture vaccinale en Côte d'Ivoire.

Les facteurs qui en constituent les causes sont : les représentations socioculturelles des adultes liées à la vaccination, le coût des vaccins et l'option pour la médication traditionnelle africaine. Pour les deux auteurs, étant donné les difficultés liées à la vaccination des adultes, l'État gagnerait à faciliter l'accessibilité aux vaccins en revoyant à la baisse le coût de ceux-ci. Toujours selon eux, il importe également de vulgariser les actions de promotion de la santé en sensibilisant les populations sur l'utilité de la vaccination, l'enjeu étant le développement humain en vue du développement socio-économique de la Côte d'Ivoire.

Un autre « fléau » étudié dans cette même Côte d'Ivoire, est celui de la « prostitution de survie à Abidjan ».

Et de fait, la psychopathologue KOUASSI Ettié Silvie nous renseigne que le phénomène prostitutionnel qui consiste à accepter, contre rétribution, en nature ou en espèces, des relations sexuelles non désirées, habituelles, constantes et répétées avec des clients, connus ou inconnus, est une réalité très répandue et visible à Abidjan, quoi que illégal. Ce phénomène se présente aujourd'hui sous de multiples visages, à savoir la prostitution de rue, la prostitution de luxe ou professionnelle, la danse nue, le massage érotique, le téléphone érotique, la pornographie, la cyber-prostitution, et la prostitution de survie qui fait l'objet d'intérêt du présent article. Cette dernière, à son tour, se présente sous plusieurs formes dont deux font l'objet d'attention dans la présente étude. La première consiste pour les actrices, à exercer cette pratique comme seule activité rentable, tandis que la seconde tend à la voiler derrière un autre métier générateur de revenus.

Cette réalité polymorphe apparaît de nos jours à Abidjan, comme l'une des solutions pour sortir de la pauvreté sans cesse grandissante chez les catégories d'individus les plus fragilisés par l'état de précarité qu'ont accentuée les crises sociopolitiques qui ont successivement affecté la Côte d'Ivoire de décembre 1999 à avril 2011, entrainant une forte détérioration de la situation socio-économique des individus et des collectivités, sans qu'ils aient la possibilité de bénéficier des prestations des dispositifs de soutien. La conséquence d'une telle situation est que de nombreux démunis dans la gente féminine notamment - jeunes femmes, jeunes filles et gamines - basculent dans la prostitution de survie de jour comme de nuit dans divers espaces publics plus ou moins célèbres de la ville.

Toutefois, de nombreux auteurs s'accordent pour reconnaitre que la prostitution est un métier à haut risque, qui génère des troubles sexuels, physiques et psychiques graves, de sorte que les situations prostitutionnelles sont multi-traumatiques, accompagnés d'état de stress post-traumatique et de troubles de la personnalité. En outre, la prostitution est également reconnue comme l'activité la plus à risque de mort par homicide (clients, proxénètes), par addictions aux drogues, aux stupéfiants et à l'alcool, de même que par accidents

Et notre auteur de tirer la conséquence de tout cela en disant qu'au-delà du drame de société, la prostitution de survie pose un important problème de santé publique si l'on considère les nombreux troubles médico-psychologiques qu'elle génère chez les actrices et auxquels sont exposées ces prostituées.

Pourtant, malgré tous ces dangers liés à la pratique de ce commerce du sexe, le phénomène poursuit son développement, et semble même être en aggravation constante avec l'entrée sur scène de plus en plus de gamines et d'adolescentes qui y trouvent des moyens de survie et de soutien pour leurs familles démunies, de sorte que l'on assiste presque impuissant, dans l'indifférence et/ou le mépris, à un drame social qu'est celui des femmes, jeunes filles et fillettes qui, pour survivre à Abidjan, sont justement contraintes à la prostitution.

Dans cette logique, le docteur psychopathologue social KOUASSI Ettié Silvie constate que les travaux qui ont porté sur le phénomène se situent dans une perspective soit déterministe soit actionniste mais qui, en tout les cas, sont souvent restés muets sur la souffrance psychologique qui découle de l'exercice de ce métier. C'est une telle situation qui a valu la présente étude dont l'objectif est d'explorer le vécu et mettre en exergue la souffrance psychologique des actrices de la prostitution de survie ainsi que ses déterminants, à travers les questions suivantes :

- La pratique de la prostitution de survie améliore-t-elle vraiment les conditions d'existence des prostituées ?

- N'est-elle pas au contraire une source de souffrance psychologique chez les prostituées ? Et cette souffrance psychologique varie-t-elle selon la forme de prostitution exercée ?

Dans cette étude qui s'inscrit dans la théorie psychanalytique de Freud (1920), laquelle repose sur le postulat selon lequel, le fondement de la vie psychique repose sur les principes de plaisir et de réalité, et qui veut que face à certains besoins, l'être humain obéit au principe de réalité en augmentant la quantité d'énergie qu'il possède pour apprendre à supporter les tensions et accepter les souffrances en vue de la satisfaction de ces besoins, l'auteur s'est fixé pour objectif général la mise en évidence de la souffrance psychologique liée à l'exercice de la prostitution de survie chez les actrices à Abidjan. Pour cela, elle est partie de l'hypothèse générale selon laquelle la souffrance psychologique varie selon la forme de prostitution de survie pratiquée par les prostituées à Abidjan, et d'une hypothèse opérationnelle qui stipule que la souffrance psychologique est moindre chez les actrices qui voilent leur prostitution de survie derrière une autre activité lucrative tandis qu'elle est grande chez leurs homologues qui ne l'exercent que comme seule activité rentable.

Au final, l'auteur expose que les faits mis en évidence montrent que, contrairement à ce que croiraient beaucoup de gens, le commerce du sexe n'est pas le recours au gain facile d'argent, mais plutôt l'objet d'une grande souffrance psychique et psychologique vécue par les prostituées, souffrances déterminées par l'insuffisance de gain qui maintient durablement les actrices dans la prostitution, la perturbation de la vie affective et sexuelle où les échanges humains se transforment en échanges commerciaux, et par des difficultés d'adaptation sociale à cause du regard de mépris posé sur le plus vieux métier par la société.

Ainsi, pour l'auteur du présent article, la pauvreté fragilise psychologiquement et socialement les individus et, pour des sujets déjà fragilisés psychologiquement, la prostitution peut apparaître comme une voie de recours, entrainant de graves conséquences de la situation prostitutionnelle sur la santé psychique, physique et sexuelle des actrices, surtout lorsque la sexualité se détourne de son but premier de recherche du plaisir, conduisant à une détérioration de l'image du corps dans les violences sexuelles qui nt une souffrance psychologique chez les victimes.

L'auteur conclut que si la souffrance psychologique est bien réelle dans la prostitution de survie, la capacité des individus à y faire face reste très inégale et que seule la compréhension de leurs véritables besoins et difficultés permettra de leur proposer des réponses adaptées et de leur garantir le succès des stratégies de sortie de leur situation.

D'Abidjan, nous allons au Cameroun pour y constater une « Discrimination à l'égard de la femme dans les organisations camerounaises : Illustration du plafond de verre ».

Les travaux portant sur le plafond de verre en milieu organisationnel camerounais sont rares, voire inexistants. Pourtant, l'on ne peut dénier la réalité dudit phénomène. Toutefois, les rares travaux liés au phénomène de « plafond de verre » présenté comme « *l'ensemble des obstacles visibles et invisibles qui séparent les femmes du sommet des hiérarchies professionnelles et organisationnelles* » soulignent que les femmes restent imperturbablement sous-représentées à la hiérarchie des organisations administratives, culturelles, industrielles et politiques des pays en général et du Cameroun en particulier. Cette faible présence ou sous représentativité, plusieurs années après des engagements pris au niveau international et marqués par la ratification des conventions internationales spécifiquement en faveur de l'approche genre dans toutes les sphères de la société, constitue bel et bien, selon l'auteur, une réalité indécrottable du phénomène de plafond de verre. À côté des obstacles socioculturels et politiques, des obstacles financiers et psychologiques sont là également pour justifier cette sous-représentativité féminine à la tête des structures de l'État et dans bien de sphères décisionnelles. En cela, la présence d'un dispositif institutionnel et législatif, un taux d'alphabétisation féminin au-dessus de la moyenne et un dynamisme palpable des femmes camerounaises ne semblent guère renverser la tendance discriminante.

Cependant, aucun des travaux effectués jusque-là ne semble identifier au point de le stigmatiser, le véritable responsable de l'enracinement de cette injustice ayant été à l'origine de la non-atteinte de l'objectif n°3 des objectifs du millénaire pour le développement dont la date butoir était fixée à 2015 (PNUD, 2005). Or, à bien y regarder, même en présence d'un dispositif légal et institutionnel, des barrières socioculturelles, des stéréotypes et des préjugés explicites et implicites, seuls l'engagement fort et l'implication réelle d'un acteur dépositaire de la légitimité institutionnelle pourrait faire évoluer favorablement la question de l'égalité homme-femme vers son apogée qu'est la parité mieux, vers la mixité. Par le présent article l'auteur MBOE Gustave Georges pose le problème de l'accentuation du plafond de verre dans les organisations camerounaises en dépit de l'existence d'un acteur institutionnel légal et légitime, car constitutionnel, susceptible même de forcer l'admiration au point d'influencer la tendance actuelle défavorable. D'où les questions suivantes : Qui est cet acteur ? Comment peut-il influencer autant le domaine des nominations que celui électif tout en s'appuyant sur les organisations ? Comment l'implication dudit acteur pourrait constituer un effet d'entrainement dans les autres domaines de la vie civile et associative du pays ?

C'est à ces questions que le présent article tente de répondre en essayant de faire la lumière sur les causes inexplorées jusqu'alors et susceptibles de justifier la question du plafond de verre, dont sont victimes les femmes camerounaises plutôt que de rabibocher les oreilles sur les causes éculées.

Au *finish*, il ressort de cette étude, que même avec la présence d'un profil institutionnel investi des attributs constitutionnels et susceptible de faire évoluer la femme aussi bien au niveau des emplois civils et militaires qu'au niveau politique à partir de son propre laboratoire politique (parti politique), au

point d'avoir des ramifications sur la gestion communale et parlementaire et prétendre servir de modèle à d'autres instances associatives et/ou organisations sociales communautaires, le plafond de verre, caractérisé par la faible représentation des femmes aux postes de gestion de la haute administration sociale, reste d'actualité. C'est pour cela que pour l'auteur, il s'avère aujourd'hui nécessaire d'évaluer les impacts psychologiques liés à la considération de la femme camerounaise, afin de dégager les aspects les plus à même de légitimer l'injustice criante aux élans de crime contre l'humanité féminine. Pour cela, l'auteur préconise d'aller au-delà de la surface qui se contente de parler de la bonne foi sur l'importance de la place de la femme dans la société, pour aller dans le fond des choses, afin de sonder véritablement les aspects liés à la perception, à la représentation et à la croyance en la femme gestionnaire ou dirigeante des organisations.
En cela la question du plafond de verre comporte assurément une réalité psychologique, réalité qui interpelle sur un autre domaine ; celui du totémisme en lien avec Freud traité par Émile Durkheim à traversl'article « Durkheim, Freud et le totémisme » du docteur Aboubacar Barry.

Pour cet auteur, si les théories sexuelles produites par la « poussée de savoir » (*Wissendrang)* de l'enfant, s'attachent au « grand problème de la vie : « D'*où viennent les enfants ? »,* et que cette « première question-énigme » anime aussi « un grand nombre d'énigmes des mythes et des légendes », il faut reconnaitre également que les réponses à ces énigmes adopteront une forme mythologique d'autant plus que les adultes (que l'enfant), s'il n'est pas trop intimidé, osera questionner, lui donneront une « information à portée mythologique », de sorte que l'on aboutisse à la construction de théories sexuelles « analogues aux solutions qualifiées de « géniales » que tentent de déterminer les adultes aux problèmes que pose le monde et qui dépassent l'entendement humain.

Le petit Hans (de Freud), on le sait, fut le grand inspirateur de cette réflexion de Freud. Et de fait, entre Hans et ses parents, c'est le drame de l'humanité qui se joue en petit et ils n'en sont que des acteurs fortuits. Mais si les théories sexuelles infantiles sont, « au moins partiellement, appuyées sur la mythologie ou la fable [...], il n'en reste pas moins que la théorie de la castration, exprimée par Hans et mise en forme par Sigmund, aura par la suite un destin mythologique indépendant considérable. Et dans ce cas, il s'agit d'un mythe de la genèse de la différence des sexes, à partir d'un genre humain qui, au départ, ne comporterait qu'un seul sexe, celui masculin.

C'est en ce sens que le petit Hans a inspiré à Freud l'hypothèse d'un « retour infantile du totémisme ».

Dans cette perspective, Durkheim et Freud s'occupent essentiellement des impressions, des « pulsions et émotions » des acteurs, là où Lévi-Strauss, lui, privilégie l'intellect et « l'esprit ».

Et de fait, Durkheim et Freud, chacun dans sa discipline respective, se sont intéressés au système totémique, notamment australien. Ils n'étaient ni l'un, ni l'autre ethnographe de terrain. Pour Durkheim, se fondant sur ses conceptions sociologiques, l'animal totémique représente la société et le système totémique est le fondement de la religion, une « forme élémentaire de la vie religieuse ». Pour Freud, prenant appui sur la clinique psychanalytique, l'animal totémique représente le père de la horde primitive et le système totémique est garant de la culture humaine, et notamment explique et justifie l'interdit de l'inceste.

« Linceste », « construction de théories sexuelles», « pulsions et émotions » sont autant de ralités qui font penserà cet autre article du docteur *psychopathologue social* KOUASSI Ettie Silvie, intitulé « La prostitution de survie à Abidjan ».

Blaise BAYILI

Psychotraumatismes et résilience chez les femmes Guéré victimes de violence en Côte d'Ivoire

KOUASSI Ettié Silvie
psychopathologue social
Institut National de Santé Publique
Abidjan – Côte *d'Ivoire*

I. Problématique

Les conflits armés représentent des évènements potentiellement traumatiques à cause des multiples et diverses violences qu'ils occasionnent toujours à l'encontre des individus et de leurs biens, notamment les plus faibles, dont les femmes. La crise socio-politique de 2010-2011 en Côte d'Ivoire n'a pas fait l'exception. Et la région Ouest du pays a été particulièrement touchée en termes de violences subies par les femmes. Celles-ci ont en effet été plus exposées que les hommes à subir ces violences. Ainsi, de nombreuses femmes Guéré, dans leur fuite vers des zones plus calmes, ont subi publiquement, dans les brousses, diverses violences perpétrées par des bandes armées, certaines fois de façon unique, d'autres fois à répétition, surtout pour celles qui ont été retenues durant des mois, dans des camps de captivité. Ces violences peuvent être regroupées en trois principaux types à savoir les violences physiques, sexuelles et psychologiques. Quel qu'en soit le type, la violence est une expérience douloureuse qui affecte durablement les victimes dans tous les domaines de leur vie, à savoir physique, psychique, affectif, économique, social, sexuel et spirituel, les installe dans un état de souffrance et de détresse quasi perpétuelle (Lopez, 2006). Cet état de souffrance est désigné psycho-traumatisme ou traumatisme psychique ou trauma par de nombreux auteurs qui s'accordent à le définir comme une blessure, un choc violent ou une sorte de court-circuit dans le psychisme d'un individu ou groupe d'individus dont l'existence était jusque-là sensée, et qui est susceptible de le déstabiliser profondément tout en submergeant ses possibilités de réaction pour y faire face (Bailly, 1996 ; Sillamy, 1985 ; Lecomte, 1999 ; De Clercq et Lebigot, 2001 ; Fisher, 2003). Selon Salmona (2008), la prévalence des psycho traumatismes est de 5 à 6 % pour les hommes et de 10,5 à 13,8 % pour les femmes avec un risque de 24 % de développer un état de stress post-traumatique en général, et de 80 % dans les cas de violences sexuelles en particulier.

Bailly (*op. cit.*), distingue toutefois les psycho+traumatismes non intentionnels qui regroupent les catastrophes naturelles, industrielles et technologiques, des psycho-traumatismes intentionnels engendrés par les catastrophes humaines.

De même, la classification internationale des maladies (CIM 10) réalisée par l'Organisation mondiale de la santé (OMS, 2008) classe les différents types de psycho traumatismes comme suit :

- Le type I : qui désigne un évènement traumatique unique présentant un commencement net et une fin claire ;

- Le type II : qui concerne l'évènement qui s'est répété ou qui menace de se répéter à tout instant durant une longue période ;

- Le type III : qui concerne des évènements multiples, envahissants et violents présents durant une période,

- Le type IV : qui touche aux évènements traumatiques qui ont eu lieu, mais dont les effets se poursuivent dans le présent.

Quel qu'en soit le type, Lecomte (*op. cit.*), soutient que les individus des deux sexes et de tous les âges, peuvent le surmonter, même s'ils en gardent des cicatrices. Et il appelle résilience cette aptitude à surmonter le trauma causé par des évènements particulièrement douloureux. Il la définit comme la capacité insoupçonnée d'un sujet blessé, donc en souffrance, à rebondir après un psychotraumatisme, en puisant au fond de lui-même, des ressources latentes, pour transformer la fragilité en richesse, et surmonter sa peine pour vivre. Elle est la capacité à sortir vainqueur d'une épreuve qui est traumatisante, en dépit des risques, avec un ressaisissement de soi (Anaut, 2003 ; 2004 ; 2014 ; Fisher, 1994 ; Cyrulnik, 1999 ; Cyrulnik et Seron, 2004).

Il se trouve que les diverses violences perpétrées par des bandes armées sur les femmes Guéré durant la crise, c'est-à-dire à la même période et dans des conditions parfois plus ou moins semblables, ont entraîné chez elles des psychotraumatismes de tous les types décrits dans la classification de l'OMS (*op. cit.*). De plus, il arrivait souvent à beaucoup d'entre elles de rencontrer dans les rues leurs agresseurs, circulant tranquillement et librement sans qu'aucune sanction n'ait été prise à leur encontre, et parfois intégrés dans les rangs des Forces républicaines de Côte d'Ivoire (FRCI).

En dépit de tout cela, certaines femmes avaient réussi à dépasser leurs psychotraumatismes, alors que d'autres n'y étaient pas parvenues plusieurs années après ces agressions. Les premières étaient parvenues à s'accepter, à changer, de manière constructive, leur façon d'être pour mener une vie adaptée, tandis que les dernières se sentaient détruites, ne trouvaient plus de sens à leur vie et avaient cessé de se projeter dans l'avenir. Certaines d'entre celles-ci ont développé des addictions à l'alcool et/ou au tabac comme pour accélérer cette mort souhaitée qui tardait à venir. Ce qui a éveillé en nous l'interrogation suivante :

La variabilité de résilience de ces femmes ne serait-elle pas liée au type de violence subie ?

L'objectif général est d'expliquer la variabilité de la résilience de ces femmes.

Le présent travail s'inscrit dans la théorie de la résilience d'Anaut (2003), qui repose sur le postulat selon lequel le développement du fonctionnement résilient d'un individu repose sur une base de trois données à savoir le sentiment d'avoir une base de sécurité interne, l'estime de soi et le sentiment de sa propre efficacité.

Il repose sur l'hypothèse générale selon laquelle la résilience des femmes Guéré victimes de violences lors de la crise post-électorale varie en fonction du type de violence subie.

L'hypothèse opérationnelle stipule que la résilience des femmes victimes de violences sexuelles est faible alors que celle de leurs homologues qui ont subi des violences physiques et psychologiques est forte.

II. Méthodologie

1. Méthode

Notre étude est qualitative de type exploratoire et descriptif.

2. Présentation des variables

2.1. Variable indépendante

La variable indépendante de cette étude est le type de violence subie. Elle est de nature qualitative et admet trois modalités à savoir les violences physiques, les violences sexuelles et les violences psychologiques.

Les violences physiques sont les châtiments corporels et autres tortures (brûlures, coups et blessures, coupures…) infligés à la femme. Ils ont été perpétrés avec des instruments comme des armes à feu, des armes blanches, des baïonnettes, des chicottes faites de cordes, de branches d'arbres, de tuyaux et de ceintures, des sachets enflammés, etc.

Les violences sexuelles sont essentiellement des viols de masse toujours accompagnés de violence physique, exercés sur les femmes.

Les violences psychologiques concernent les humiliations, les séquestrations, les privations prolongées de nourriture, les menaces de mort, témoin de tuerie de personnes, etc.

2.2. Variable dépendante

La variable dépendante qui est la résilience est aussi de nature qualitative avec deux modalités, à savoir la forte et la faible résilience. La forte résilience traduit la situation des femmes qui ont réussi à surmonter leurs psychotraumatismes en menant une vie quasiment normale avec la reprise de leurs activités sociales et professionnelles antérieures.

En revanche, la faible résilience renvoie à la situation des femmes qui ne sont pas parvenues à faire face aux leurs suite aux violences subies, qui vivent dans l'isolement et dans l'incapacité de reprendre leurs activités sociales et professionnelles antérieures et qui expérimentent des conduites d'autodestruction comme les addictions aux médicaments, à l'alcool et/ou au tabac.

Toutes ces modalités ci-dessus décrites ont été évaluées par un guide d'entretien et un questionnaire.

3. Échantillon d'étude

L'échantillon d'étude a été constitué par le biais de la technique de boule de neige, lors des sessions de conseil psychosocial aux femmes survivantes et victimes de violences basées sur le genre (VBG) dans trois localités de la région du Cavally (Toulepleu, Bloléquin et Guiglo) et d'une localité de celle du Guémon (Duékoué), après la crise post-électorale de 2010-2011, de septembre à décembre 2014.

Sur un effectif de 104 femmes victimes de violences sélectionnées par les femmes leaders désignées à cet effet, dans les quatre localités, nous en avons retenu 76 qui sont des femmes Guéré et qui ont subi des violences lors de la crise. Ont donc été exclues les fillettes et les femmes non Guéré victimes de violence lors de la crise, et celles dont les violences ont été perpétrées dans la période post-crise et qui n'étaient par conséquent pas concernées par le projet du soutien psychosocial à apporter à ces femmes. Leur répartition et leurs caractéristiques sont consignées dans les tableaux ci-dessous :

Tableau 1 : Répartition de l'échantillon selon la localité et le type de violence subie

Localité/Type de violence	Violences physiques	Violences sexuelles	Violences psychologiques	Total
Toulepleu	2	21	1	24
Bloléquin	5	20	0	25
Guiglo	4	11	0	15
Duékoué	0	11	1	12
Total	11	63	2	76

Ce tableau indique que les violences sexuelles sont numériquement plus nombreuses (63 ; 83,94 %) comparativement aux violences physiques (14, 47 %) et psychologiques (1,59 %) et qu'elles ont été exercées majoritairement à Bloléquin puis à Toulepleu, Guiglo et Duékoué.

Tableau 2 : Répartition de l'échantillon selon la tranche d'âge et la localité

Localité/Tranche d'âge	20-29 ans			30-39 ans			40-49 ans			50-59ans			Total
	VP	VS	VPSY	VP	VS	VPSY	VP	VS	VPSY	VP	VS	VPSY	
Toulepleu	0	5	0	0	2	0	0	11	1	2	3	0	24
Bloléquin	0	4	0	1	6	0	1	7	0	3	3	0	25
Guiglo	0	3	0	0	3	0	2	3	0	2	2	0	15
Duékoué	0	5	0	0	3	0	0	3	1	0	0	0	12
Total	0	17	0	1	14	0	3	24	2	7	8	0	76

Légende : VP= violences physiques ; VS = violences sexuelles ; VPSY = violences psychologiques

À la lecture de ce tableau, l'âge des femmes victimes de violences varie entre 20 et 59 ans avec un maximum des 40-49 ans (29 : 38,17 %). Parmi elles, 3 ont subi des violences physiques, 24 des violences sexuelles et 2 des violences psychologiques. Concernant les autres, 17 (22,37 %) ont entre 20 et 29 ans et ont toutes subi des violences sexuelles, 15 (19,73 %) ont entre 30 et 39 ans et parmi elles, 1 a subi des violences physiques et les 14 autres, des violences sexuelles ; 15 (19,73 %) se situent dans la tranche d'âge de 50-59 ans et parmi elles, 7 ont subi des violences physiques, et les 8 autres des violences sexuelles.

Tableau 3 : Répartition de l'échantillon selon le niveau d'études et la localité

Niveau/Localité	Toulepleu	Bloléquin	Guiglo	Duékoué	Total
Analphabète	21	23	13	10	67
Primaire	1	2	1	1	5
Secondaire	2	0	1	1	4
Total	24	25	15	12	76

Ce tableau révèle le faible niveau de scolarisation des femmes victimes de violences de l'échantillon d'étude. En effet, 67 (87,30 %) n'ont jamais été scolarisées, contre 9 (12,70 %) qui l'ont été, mais sont sorties du cursus scolaire au cycle primaire pour 5 d'entre elles (7,44 %), et au premier cycle du secondaire pour les 4 autres (5,26 %).

Tableau 4 : Répartition de l'échantillon selon la religion et la localité

Religion/Localité	Toulepleu	Bloléquin	Guiglo	Duékoué	Total
Animiste	14	16	10	8	48
Chrétienne	9	2	3	4	18
Musulmane	1	7	2	0	10
Total	24	25	15	12	76

Ce tableau révèle que 48 (63,16 %) des femmes victimes de violences de l'échantillon d'étude sont animistes, 18 (23,68 %) sont des chrétiennes et 10 (13,16 %) des musulmanes.

4. Instruments de collecte des données

Un guide d'entretien et un questionnaire ont constitué les instruments de collecte des données lors de la présente étude. Le guide d'entretien a comporté trois points majeurs à savoir l'identification de la femme victime de violence, l'examen médico-psychosocial lié aux types et formes de violences subies, c'est-à-dire les informations sur les violences (nature, date, moment de survenue, lieu, fréquence, auteur (s), méthode utilisée, impact physique, psychologique et social sur la victime) et les stratégies d'adaptation développées pour en sortir. Il avait pour but d'apprécier la souffrance des enquêtées.

Le questionnaire s'est articulé autour de cinq parties : le vécu des enquêtées avant la survenue des violences, leur vécu après la survenue de ces violences, la représentation individuelle et sociale des violences subies, les aides attendues et reçues et les mécanismes de survie développés depuis la survenue des violences.

Ces deux instruments ont été travaillés et prétestés par deux psychiatres et un psychologue avant leur administration finale. Nous les avons administrés nous-mêmes l'un à la suite de l'autre avec souvent l'aide des femmes leaders qui ont servi de traductrices pour celles qui ne pouvaient pas communiquer en français. Les enquêtes se sont déroulées au centre social de Toulepleu, à la salle des fêtes de la mairie de Bloléquin, au centre catholique Nazareth de Guiglo et dans une salle de l'Église Catholique de Duékoué.

III. Résultats et discussion

Tableau 5 : distribution des effectifs des femmes victimes de violences en fonction de leur résilience et du type de violence subi

résilience/type de violence	Violences physiques	Violences sexuelles	Violences psychologiques	Total
Forte	7 9,21 %	7 9,21 %	2 2,63 %	18 22,37 %
Faible	3 3,95 %	56 73,68 %	1 1,32 %	59 77,63 %
Total	10 13,16 %	63 82,89 %	3 3,95 %	76 100 %

Au regard du tableau, 56 (73,68 %) des femmes victimes de violences sexuelles ont une faible résilience contre 7 (9,21 %) chez qui la résilience est forte. En ce qui concerne les femmes victimes de violences physiques, 3 (3,95 %) ont une faible résilience contre 7 (9,21 %) chez qui la résilience est forte. Quant aux femmes victimes de violences psychologiques, 1 (1, 32 %) à une faible résilience contre 2 (2,63 %) chez qui la résilience est forte.

Le test statistique du khi carré en donnant une valeur équivalant à 19,6 indique une différence significative au seuil de probabilité $P. \geq 0.05$ et à 1 degré de liberté (Ddl) entre la valeur théorique et la valeur calculée. Ce résultat autorise à soutenir que la résilience des femmes Guéré victimes de violences sexuelles est effectivement plus faible que celle de leurs paires victimes de violences physiques et psychologiques. En d'autres termes, la résilience des enquêtées est fonction du type de violence subie. Ce résultat qui indique que l'hypothèse opérationnelle est confirmée peut être expliqué par les représentations individuelles et collectives des divers types de violences subies. Les violences physiques et psychologiques en effet bénéficient d'une représentation plus positive que les violences sexuelles. À ce titre, elles sont tolérées non seulement par les victimes, mais aussi, et surtout par leur famille et la communauté tout entière. Leurs victimes bénéficient de ce fait facilement de la compassion et du soutien de leur famille, de leur famille religieuse et de leur communauté. Celles dont la résilience est faible sont celles qui traînent encore des séquelles des violences subies et chez qui le milieu socio-familial est peu soutenant.

En revanche, la représentation très négative des violences sexuelles a pour effet, des moqueries, la marginalisation, la stigmatisation et le rejet des femmes qui en ont été victimes de la part de leur famille et de la communauté dans son ensemble. Ces violences qui touchent à l'intimité, sont d'abord perçues comme un acte de « souillure » et de déshonneur, non seulement pour les femmes victimes elles-mêmes, mais aussi et surtout pour leurs familles.

Elles traduisent ensuite, l'état de faiblesse des victimes qui se seraient en quelque sorte prostituées, alors que la vraie femme Guéré se définit et se reconnaît par son courage.

Elles sont enfin systématiquement assimilées à la mort, à travers une contamination inévitable au VIH/sida, perçu comme incurable, du fait du grand nombre des agresseurs (entre 2 et 14 dans l'étude). De plus, ces derniers, décrits comme très jeunes, ivres ou drogués et méchants, usent de méthodes très atroces pour agresser devant témoins toujours, les victimes alors que la sexualité est un sujet intime. Par conséquent, elles détruisent la base de sécurité interne des femmes qui en sont victimes, leur estime de soi ainsi que leur sentiment de leur propre efficacité comme développés dans la théorie d'Anaut (*op. cit.*) sur laquelle nous nous sommes appuyée dans la conduite de cette étude.

Les lieux de survenue de ces violences qui sont généralement la brousse, la route ou les bords de chemins, le marigot, les camps de captivité en brousse toujours, sont aussi perçus chez ce peuple majoritairement animiste, comme des lieux sacrés, appartenant à des masques, et donc où l'union sexuelle est formellement interdite. La violation de cet interdit, surtout avec des auteurs à qui est attribué aussi un pouvoir mystique, renforce la conviction des femmes victimes de violences sexuelles enquêtées qu'elles sont détruites.

À cela s'ajoute enfin l'absence de réparation vécue pour la plupart comme une injustice en voyant leurs bourreaux circuler impunément dans les rues, et leur rejet social.

Tous ces faits constituent des freins à leur résilience. C'est pourquoi elles manquent de force pour se ressaisir et développent des conduites d'autodestruction comme les addictions à l'alcool et/ou au tabac comme pour accélérer cette mort certaine.

Les 7, soit 9,21 % chez qui la résilience était forte, ont pu la développer grâce à leur foi soit musulmane, soit chrétienne.

Ces résultats corroborent les conclusions des travaux de Rogers (1974) pour qui l'humain possède en lui de vastes ressources, parfois ignorées, qui avec l'approche centrée sur lui par un aidant, les rendent disponibles et l'aident à se comprendre et à s'accepter lorsqu'il se trouve en souffrance. (Quelle approche centrée sur ces victimes a été entreprise ? Par qui ?) Ils vont dans le même sens que les travaux de Frankl (1988) qui montrent que la détermination d'un sens à la vie favorise la résilience, de celles de Guédeney (1998), de Cyrulnik et Seron (Op.Cit.) qui soutiennent que nul n'est résilient tout seul, sans être en relation avec les autres.

Conclusion

L'objectif visé par cette étude était d'expliquer la variabilité de résilience des femmes Guéré victimes de violence à l'ouest de la Côte d'Ivoire. Les faits mis en évidence montrent que leur résilience est fonction du type de violence subie. Ainsi, la résilience des femmes victimes de violences sexuelles est faible tandis que celle de leurs homologues victimes des violences physiques et psychologiques est forte. Les représentations individuelles et sociales des violences justifient cette variabilité de résilience en ce sens que les violences sexuelles bénéficient d'une représentation plus négative que les autres.

Ces résultats corroborent d'abord les conclusions des travaux de Rogers (*op. cit.*) pour qui l'humain possède en lui de vastes ressources, parfois ignorées, qui avec une aide extérieure peut surmonter son psycho-traumatisme ; ensuite de celles de Lalon (1995) et de Roisin (2003) qui mettent l'accent respectivement sur l'écoute individuelle et les groupes de paroles comme des moyens d'aide aux victimes en souffrance (quelles écoute ou groupe de parole ont été menés avec ces femmes ?) ; et enfin de celles de Guédeney (*op. cit.*), de Cyrulnik et Seron (Op.Cit.) qui soutiennent que la capacité de résister psychiquement aux épreuves de la vie se trouve dans les relations avec les autres.

Résumé

La crise sociopolitique de 2010-2011 en Côte d'Ivoire a exposé de nombreuses femmes Guéré à diverses violences, qui ont entraîné chez ces dernières, d'importantes (quoi ?) psychostraumatismes face auxquels certaines se sont montrées plus résilientes que d'autres. La présente étude veut donc examiner si cette variabilité de résilience est liée au type de violence subie. Pour ce faire, elle se fonde sur l'hypothèse générale selon laquelle leur résilience varie en fonction du type de violence subie. L'approche utilisée est qualitative et le recueil des données a été fait au moyen d'un entretien non directif et d'un questionnaire administrés à un échantillon de 76 femmes Guéré victimes de violences. Les données recueillies, traitées par le khi carré de Pearson, et les résultats obtenus montrent que leur résilience varie en fonction du type de violence subie.

Mots-clés : violence, psycho traumatisme, résilience, femmes, Côte d'Ivoire.

Summary

The socio-political crisis of 2010-2011 in Ivory Cost had exposed many Guéré women to various violences, which have caused them serious psycho-traumatism in front of which some have shown themselves more resilient than the others. This survery wants therefore to examine wether that resilience variability is linked to the type of violence undergone. For this reason, the general hypothesis is based according to their resilience which varies depending on the type of violence unndergone. The approach used is qualitative and the data collection has been done through a non-directed conversation and a questionnaire administered to a sample of 76 Guéré women victims of violences. The collected data, treated by the ''khi carré of Pearson'' and the results obtained, show that their resilience changes depending on the type of violence undergone.

***Key words** : violence, psycho-traumatism, resilience, women, Ivory Cost.*

Références bibliographiques

ANAUT, M. (2014). *L'humour entre le rire et les larmes : traumatisme et résilience.* Paris, Odile Jacob.

ANAUT, M. (2004). *La résilience en situation de soins : approche théorico-clinique.* Paris, Odile Jacob.

ANAUT, M. (2003). *La résilience : surmonter les traumatismes.* Paris, Nathan Université.

ANAUT, M. et PEDINIELLI, J.L. (2008). *La résilience : surmonter les traumatismes*. Paris, Armand Colin.

BAILLY, L. (1996). *Les catastrophes et leurs conséquences psycho traumatiques chez l'enfant*, Paris, ESF.

BAUBET, T., LE ROCH, K., BITAR, D., MORO, M. (2003). « Soigner malgré tout », tome 1, « trauma, cultures et soin », Paris, bibliothèque de l'Autre, collection « Pratiques de la psychiatrie en situation humanitaire », la pensée sauvage.

CYRULNIK, B. (1999). *Un merveilleux malheur,* Paris, Odile Jacob.

CYRULNIK, B. et SERON, C. (2004). *La résilience ou comment renaître de sa souffrance*, Paris, Fabert, coll. Penser le monde de l'enfant.

DE CLERCQ, M. et LEBIGOT, F. (2001). *Les traumatismes psychiques*, Paris, Masson.

FERRAGUT,E. et COLSON, P (1999). *Douleurs et psychopathologies liées aux traumatismes,* Paris, Masson.

FISHER, G. N. (1994). *Le ressort invisible ; vivre l'extrême*. Paris, Seuil.

FICHER, G. N. (2003). *Les blessures psychiques*, Paris, Odile Jacob.

FRANKL, V. (1988). *Découvrir un sens à sa vie,* Paris, Édition de l'homme/Actualisation.

GUEDENEY, A. (1998). Les déterminants précoces de la Résilience dans B. Cyrulnik (dir.). Ces enfants qui tiennent le coup, Paris, Hommes et perspectives.

LALON, Y. (1995). L'aide aux victimes : développer l'écoute, in journal des psychologues

LECOMTE J. (1999). *« La résilience. Résister aux traumatismes », in normes, interdits, déviances,* Magazine mensuel n° 99, novembre 1999.

LOPEZ, G. (2006). *Les conséquences des psychotraumatismes*. Paris : Dunod.

OMS (2008). Rapport mondial sur la violence et la santé ; Genève, Paris, Masson.

ROGERS, C. (1974). *L'approche centrée sur la personne*, Ed. Randin.

ROISIN, J. (2003). « Victimes d'agressions sexuelles. Les ressources thérapeutiques des groupes de parole », in la revue « stress et trauma » 3 (3), 163-175.

SALMONA, M. (2008). « La mémoire traumatique » in *L'aide mémoire en psycho-traumatologie*, Paris, Dunod.

SILLAMY, N. (1985). *Dictionnaire de la psychologie*, Paris, Larousse.

TABO A., SERDOUMA E., KETTE C., GODDOT M., NGBALI R., DANIMON G. et SEPOU A. (2009). *Ces maux sans mots : l'impact des violences sexuelles subies par les femmes centrafricaines*, Perspectives psy. 2009/4 vol.48, 348-352.

Réponses vaccinales contre la méningite et la grippe en contexte hors-PEV chez les adultes à Bouaké (centre-nord ivoirien)

KOUAKOU Yao Edmond Patrice
Maitre-assistant à l'Université Alassane Ouattara (Bouaké-Côte d'Ivoire)

KOUADIO M'bra Kouakou Dieu-donné
Maitre-assistant à l'Université Alassane Ouattara (Bouaké-Côte d'Ivoire)

Introduction

La conquête de la santé, en d'autres termes la lutte contre la maladie comporte trois leviers : 1. Les soins curatifs ; 2. Les soins palliatifs ; 3. Les soins préventifs. Si les soins curatifs et les soins palliatifs concernent des individus déjà en phase de maladie, les soins préventifs eux, s'appliquent à des individus qui ne présentent pas encore de maladie. Ces soins consistent en effet à éviter les éventuelles maladies contre lesquelles ils ont été administrés. C'est dans ce cadre qu'intervient la vaccination qui reste un instrument important de santé publique.

C'est pourquoi, se présentant comme le « gendarme » de la santé mondiale, l'ONU (1948) affirme que « *Toute personne a droit à un niveau de vie suffisant pour assurer sa santé, son bien-être et ceux de sa famille, notamment pour l'alimentation, l'habillement, le logement, les soins médicaux ainsi que pour les services sociaux nécessaires ;* ... »[1]. Cette citation révèle que les préoccupations des populations en matière de santé sont prises en compte par les institutions internationales, dont l'ONU, en prime.

Ce postulat est également partagé par le ministère de la Santé en Côte d'Ivoire qui, soutenant le principe de la vaccination, cite l'adage : « *il vaut mieux prévenir que guérir* ». Ce faisant, l'État a créé des infrastructures sanitaires dont l'Institut National de l'Hygiène Publique (INHP) et ses antennes qui tiennent une place de choix à Abidjan et les villes de l'intérieur du pays.

---

[1] Article 25 de la Déclaration universelle des droits de l'homme à Paris, le 10 décembre 1948

Pour ainsi dire, les activités de vaccination en Côte d'Ivoire présentent trois cas de figure : 1. le programme élargi de vaccination (PEV) qui repose sur un ensemble de vaccins destinés aux femmes enceintes et les enfants de 0 à 5 ans - c'est l'exemple du vaccin contre la poliomyélite, la diphtérie, la coqueluche, la rougeole ; 2. Les vaccinations qui interviennent à l'occasion d'urgence épidémique ; comme cela a été le cas en 2008 lors de l'épidémie de fièvre jaune à Abidjan. 3. Les vaccinations hors-PEV destinées à toutes les tranches d'âge. Précisons que les vaccinations qui répondent du PEV et les vaccinations d'urgence sont entièrement gratuites, car subventionnées par l'État et ses partenaires à l'exemple de la Jeune Chambre économique et du Rotary club. Mais pour ce qui est des vaccins relevant de la catégorie hors-PEV, ils sont payants.

Mais en face, les populations ivoiriennes ne semblent pas s'inscrire dans cette vision des autorités sanitaires. La couverture vaccinale en Côte d'Ivoire reste faible (85 %) et cela pose un problème de santé publique, selon une estimation de l'observatoire de « e-santé »[2] .

---

[2] Reportage pour l'observatoire de l'e-santé dans les pays du Sud par CATEL pour le développement de la pratique vaccinale. Avril 2016, Abidjan, Cote d'Ivoire.

En effet, les réponses vaccinales sur l'ensemble du territoire national contre les maladies infectieuses en général, et contre la méningite et la grippe en particulier ne sont pas à la hauteur des menaces que celles-ci constituent. Les maladies infectieuses et/ou transmissibles sont responsables de plus de 50 % des décès chez l'adulte en Côte d'Ivoire. Cela constitue une entrave aux objectifs de la politique sanitaire élaborée par l'État (OMS, 2010). Aussi pour les années 2014 et 2015, 330 victimes de la méningite dont 45 décès et 4767 cas suspects de grippe dont 119 cas ont été confirmés en Côte d'Ivoire (INHP, 2016).

À Bouaké particulièrement, ville située au centre du pays, les vaccins contre la grippe et la méningite sont également peu demandés par la population. On peut en effet constater au travers des registres de l'Institut Régional de L'Hygiène Publique (ARHP) de Bouaké (centre spécialisé dans la vaccination) que, de 2014 à 2015 seulement 4118 adultes ont été vaccinés contre la méningite, soit 1 % de sa population totale, et 689 adultes vaccinés contre la grippe, soit 0,09 % de sa population totale[3]. Ces chiffres témoignent de la faible adhésion des adultes de Bouaké aux vaccins cités ; en conséquence, la méningite et la grippe menacent les populations : 33 cas suspects de

---

[3] Propos de Dr K. (médecin) lors de notre entretien le 11 juin 2017

méningite et 224 cas suspects de grippe ont été enregistrés en 2014 et 2015 au CHU de Bouaké. Aussi 10 cas de décès dus à la méningite ont été déclarés dans cette même période selon le registre dudit CHU.

Partant de l'hypothèse que la faible réponse vaccinale est la cause de la persistance des maladies chez les adultes, nous voulons découvrir à travers ce travail les facteurs à l'origine de la faible couverture vaccinale en Côte d'Ivoire.

La partie qui suit l'introduction présente l'approche théorique et méthodologique.

I. Approche théorique et méthodologique

1- La théorie du choix rationnel et le modèle de l'autorégulation

À travers ces deux théories, nous avons analysé le sens de la responsabilité des individus et leurs actions menées dans la résolution des problèmes de santé. Si la théorie du choix rationnel nous a permis d'analyser les décisions et les choix des individus (CROZIER M. et FRIEDBERD E., 1977), le modèle de l'autorégulation, lui nous a emmenés à porter le regard sur les représentations de la vaccination à partir des facteurs socioculturels et contextuels tels que la famille, le réseau social, les médias (Horne et al..., 1998).

2- Méthodologie

Les investigations se sont déroulées dans la ville de Bouaké située au centre de la Côte d'Ivoire ; elle compte 542 000 habitants (RGPH, 2014). Cette étude s'est inscrite dans une approche mixte associant l'approche qualitative et l'approche quantitative. La collecte des données s'est déroulée du 11 au 14 juin 2017. Nous avons eu 2 entretiens, dont 1 avec un médecin et l'autre avec une infirmière. Pour l'administration du questionnaire, deux quartiers ont été choisis du fait de leur proximité avec l'ARHP : Koko et N'gattakro. Le questionnaire a été adressé à 80 individus choisis de façon raisonnée selon le critère suivant : avoir une idée plus ou moins juste de la vaccination. Les enquêtés se répartissent en parts égales sur les deux sites choisis. Nos questions ont obéi à deux axes : 1. Les facteurs qui motivent les adultes à la vaccination ; 2. Les facteurs de non-adhésion à la vaccination.

Après l'approche théorique, nous en arrivons à la présentation et l'analyse des résultats.

II. Présentation et analyse des résultats

Les résultats présentés ont été obtenus à partir des enquêtes évoquées ci-haut. Pour la lisibilité des résultats de l'étude, les graphiques ont été joints aux commentaires. Nous avons d'abord présenté les enquêtés en fonction du statut : vacciné contre la grippe, vacciné contre la méningite, ou non vacciné.

1- Proportion des vaccinés

Sous l'angle du statut vaccinal au cours des trois dernières années c'est-à-dire de 2014 à 2017, les individus enquêtés se répartissent comme suit : non vaccinés (89 %), vaccinés (11 %). Ces derniers se distinguent : vaccinés contre la méningite (9 %) et vaccinés contre la grippe (2 %). Voir graphique 1.

Sur la période des 3 ans, la proportion des enquêtés non vaccinés est la plus importante (89 %). Parmi les vaccinés, la part de ceux immunisés contre la méningite est relativement élevée avec 9 % ; la part de la vaccination contre la grippe est faible (2 %).

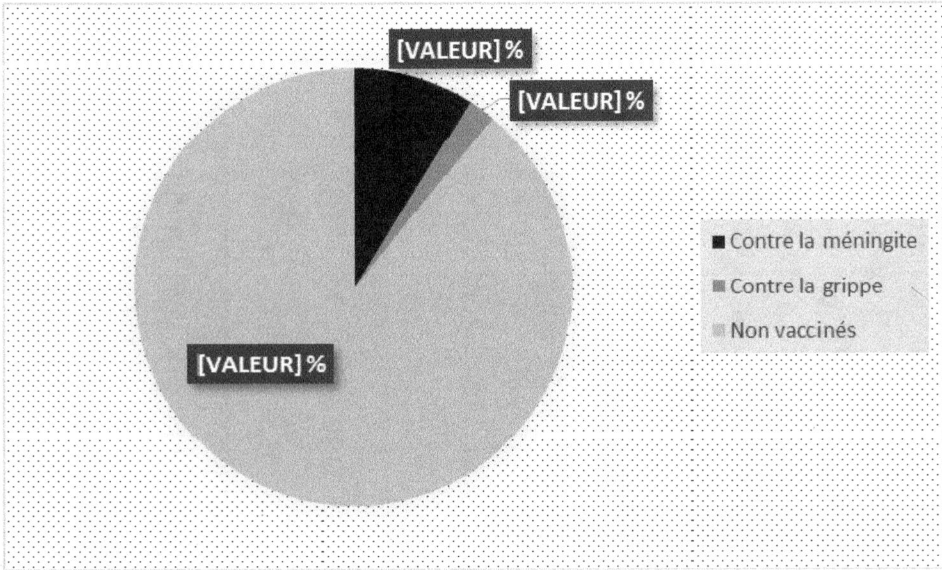

Graphique 1 : Proportion des enquêtés selon le statut de vacciné

Source : notre enquête, mars 2017

2- Connaissance et perception de la grippe et de la méningite

Établir le lien entre la motivation à se faire vacciner contre une maladie et la perception de cette maladie paraît à notre avis bien évident. En effet, d'une part le vaccin n'existe qu'en rapport avec la maladie contre laquelle il a été créé ; et d'autre part, pour qu'un individu se fasse vacciner contre la méningite par exemple, il doit avoir la connaissance que cette dernière existe et doit pouvoir en mesurer plus ou moins la gravité. L'étude a révélé que la majorité des enquêtés a connaissance que la méningite et la grippe existent (graphique 2). Mais, si la méningite semble susciter plus de crainte et d'angoisse au sein de la population parce qu'elle est perçue comme une grave maladie, la grippe quant à elle, est quelque peu minimisée et négligée ; plusieurs enquêtés l'assimilent au paludisme ou la mettent au rang des maladies bénignes ; ils la considèrent comme un simple rhume et par conséquent pensent la traiter comme tel. *« Quand je suis grippé, on me masse avec mentholathum et puis je prends paracétamol, avec ça je suis guéri »,* propos de Sohon F, 31 ans, vivant en concubinage.

Le caractère viral de la grippe et le risque d'entraîner d'autres maladies comme l'insuffisance rénale sont ignorés par les enquêtés.

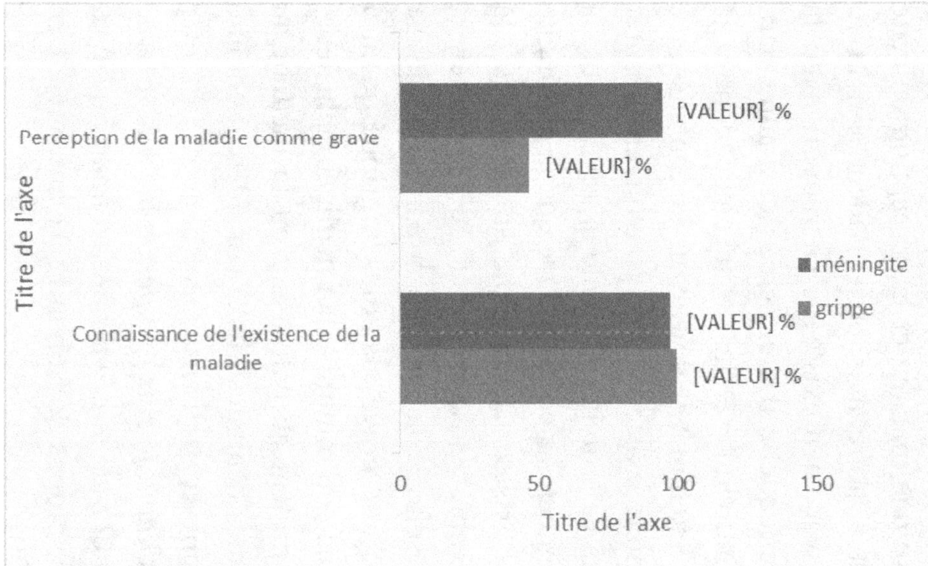

Graphique 2 : Connaissance et perception de la grippe et de la méningite
Source : notre enquête, mars 2017.

3- Connaissance de l'existence du vaccin contre la grippe et méningite

En général, la population n'ignore pas l'action vaccinale ; la majorité des enquêtés est informée de l'existence des vaccins contre la méningite (89 %) alors que ce sont 37 % qui savent l'existence du vaccin contre la grippe (graphique 3). Une enquêtée, Brou M., 26 ans, célibataire, nous a confié : *« si c'est la méningite là, je sais qu'il y a vaccin ; mais pour grippe là, je sais pas »*. Un autre, Assalé K., 33 ans, niveau BTS, déclare: *« parmi les vaccins, il y a le vaccin contre la méningite et le vaccin contre la grippe »*.

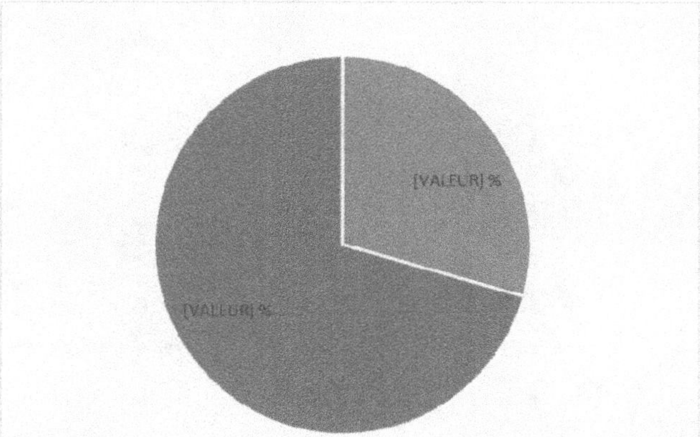

Graphique 3 : Connaissance de l'existence du vaccin contre la grippe et la méningite.
Source : notre enquête, mars 2017.

4- **Connaissance de l'utilité de la vaccination**

L'utilité de l'acte vaccinal est connue par la majorité des enquêtés (88 %). La frange de la population qui ignore son importance est faible (12 %), (voir graphique 4). Ce graphique donne la preuve que les autorités politiques et administratives et les agents sanitaires jouent effectivement leurs rôles ; ces rôles qui consistent en actions de sensibilisation et de mobilisation au sein de la population afin de lui assurer nécessairement le bien-être.

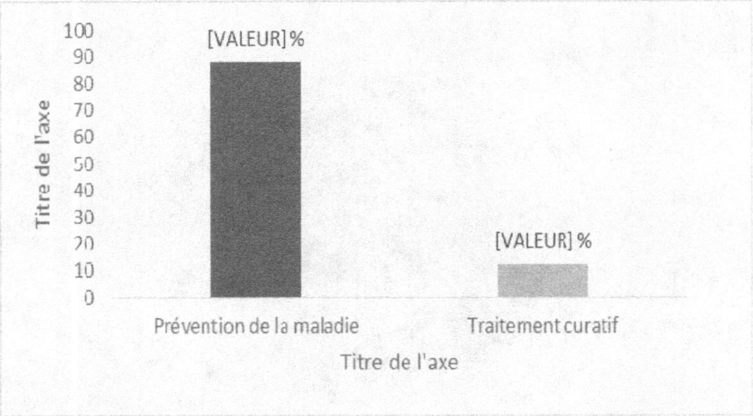

Graphique 4 : connaissance de l'utilité du vaccin
Source : notre enquête, mars 2017.

5- Recours à d'autres moyens de prévention des maladies

Bien que les enquêtés dans leur majorité sachent l'utilité de la vaccination, disons avec le graphique 5 que 26 % des enquêtés s'étant fait vaccinés au moins une fois dans la période 2014-2017 ont d'autres recours dans la lutte préventive contre les maladies. Si cette proportion est supérieure à celle qui ignore l'utilité du vaccin (graphique 4), c'est que la connaissance de l'utilité du vaccin n'empêche pas que l'on ait recours à d'autres médecines en l'occurrence la médecine traditionnelle. Pour les enquêtés, ce recours est complémentaire de la vaccination et consiste en des lavements[4] ou toilettes faites avec des décoctions de feuilles, de racines et d'écorces d'arbres auxquelles s'ajoutent des amulettes et gris-gris. Mme Tuo S., 41 ans, de niveau quatrième, s'exclame : *« est-ce qu'avant on connaissait tout ça ? (...) les médicaments traditionnels nous protègent bien ; quelqu'un qui se purge tous les jours et puis se lave avec les feuilles, il peut pas tomber vite malade »*.

[4] Le lavement est l'acte de purger le gros intestin c'est-à-dire administrer un remède destiné à évacuer le contenu de l'intestin qui est impropre à la santé.

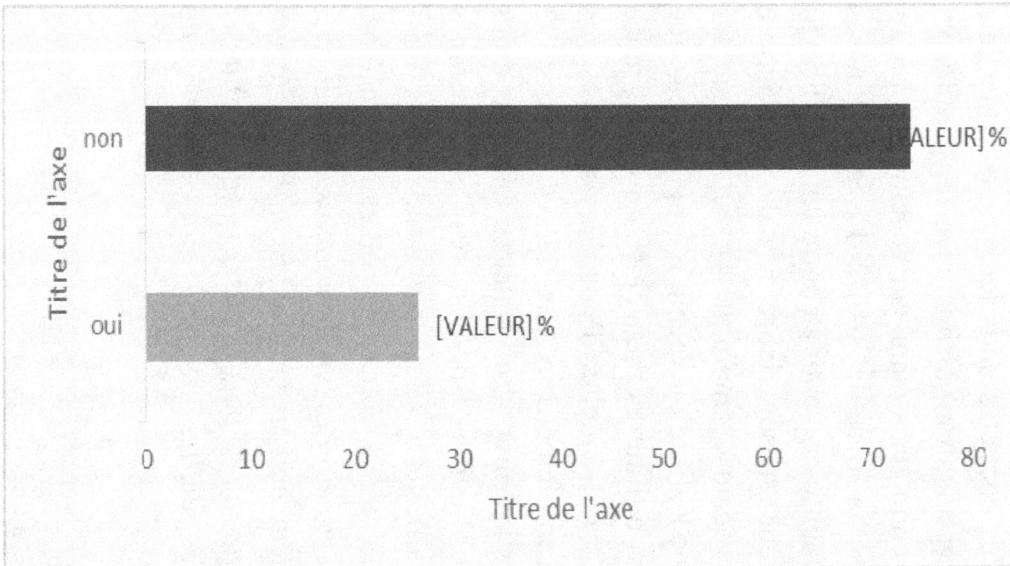

Graphique 5 : Recours à d'autres moyens de prévention de la grippe et de la méningite

Source : notre enquête, mars 2017

6- Contexte de la vaccination

Au vu du graphique 6, les circonstances qui président à la vaccination sont variées. L'acte vaccinal né de la volonté personnelle de se protéger contre la maladie occupe une faible proportion dans les 2 cas d'affection : 10 % pour la méningite et 1 % pour la grippe. Nous retenons que dans bien des cas, la vaccination est un acte qui est fait sous la contrainte d'un voyage à l'extérieur du pays : soit à l'occasion d'un pèlerinage religieux (18 %), soit à l'occasion d'une mission de travail (24 %) pour ce qui est de la méningite. Il s'en déduit que la population manque à l'appel formel à la vaccination dans les centres spécialisés. Pour ainsi dire, la vaccination préoccupe peu cette population. La décision de se faire vacciner intervient dans une moindre mesure (5 %) en cas d'épidémie et dans une mesure plus importante (22 %) lors de campagnes gratuites commanditées par l'État de Côte d'Ivoire. Il est à noter que seulement la lutte contre la méningite fait l'objet de campagne de vaccination gratuite.

Retenons que la réponse vaccinale est plus ou moins élevée quand elle est soit adossée à un projet de voyage hors pays, soit à l'occasion d'une campagne de vaccination gratuite. Celle-ci se présente comme « une occasion à ne pas rater » pour les personnes à faible revenu. C'est ainsi que M. N'Douffou J., 36 ans, instituteur, affirme : *« on n'a pas les moyens pour le faire ; donc quand la situation de la campagne gratuite s'est présentée à l'église, j'en ai profité »*.

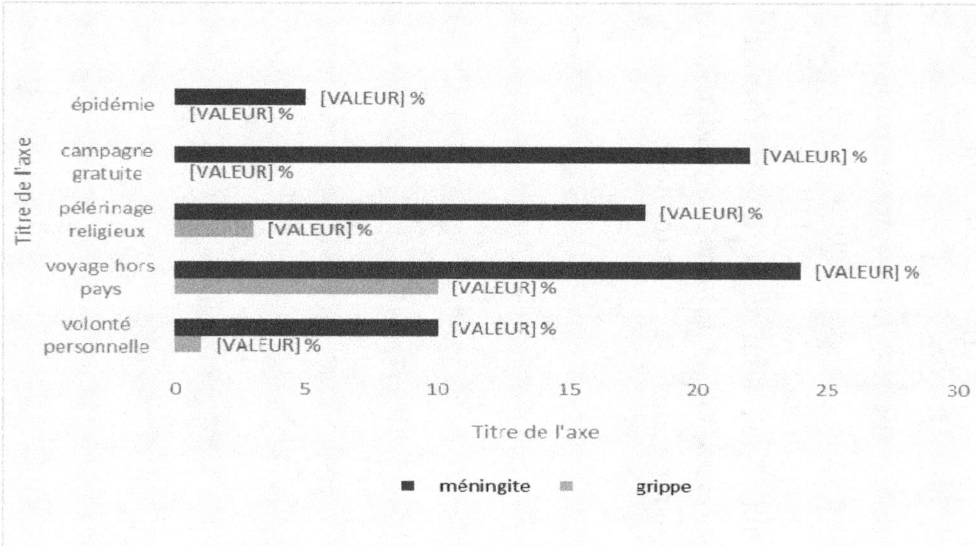

Graphique 6 : Contexte de la vaccination

Source : notre enquête, mars 2017

1- Connaissance de l'ARHP et de sa situation géographique

Le repérage de l'ARHP devait en principe compter parmi les facteurs qui déterminent la motivation à se faire vacciner. Un contraste se dessine ici dans la mesure où 87 % des enquêtés connaissent la situation géographique de l'ARHP de Bouaké (graphique 7), mais peu sont ceux qui s'y rendent pour se fait vacciner. Certains attendent les campagnes occasionnelles de vaccinations pour se faire vacciner.

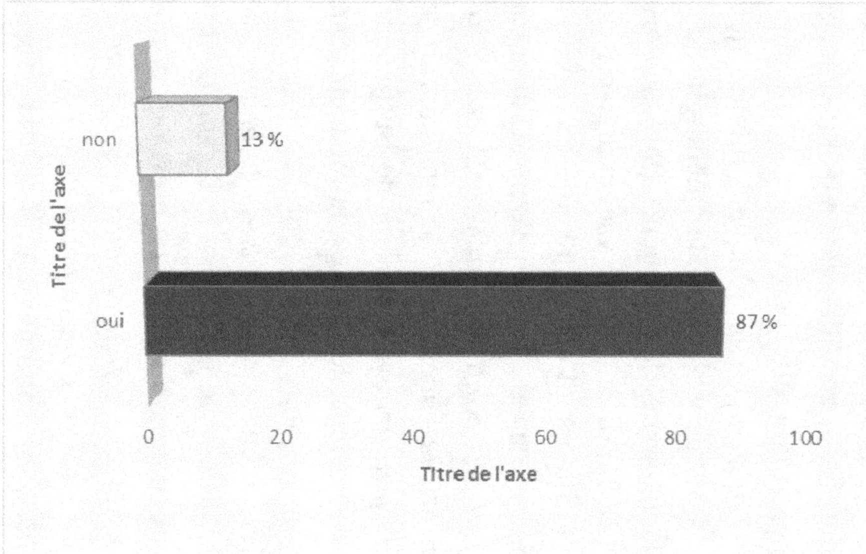

Graphique 7 : Connaissance de la situation géographique de l'ARHP de Bouaké.
Source : notre enquête, mars 2017.

2- Perception de l'efficacité des vaccins contre la grippe et la méningite

Autant la population perçoit la méningite comme une maladie grave (graphique 2), la craint et s'en protège plus qu'elle n'en fait vis-à-vis du vaccin contre la grippe, autant elle perçoit le vaccin anti-méningite plus efficace. Le graphique 8 montre que l'efficacité de l'antigène contre la méningite est reconnue par la majorité des enquêtés (90 %) alors que seulement (28 %) disent que le vaccin anti-grippe est efficace. D'ailleurs, l'efficacité de ce dernier vaccin est remise en cause ; maman Touré A. avoue à propos : *« Je n'ai pas confiance au vaccin contre la grippe, car j'ai fait le vaccin, mais à mon retour de La Mecque j'ai eu la grippe »*. Parlant de l'efficacité du vaccin contre la grippe, les termes du médecin sont équivoques et corroborent les appréhensions de l'enquêtée ci-dessus citée: *« Le virus de la grippe est mutant. C'est pourquoi on peut faire le vaccin contre la grippe et faire la maladie (...) ; ce n'est pas parce que le vaccin n'est pas efficace, mais c'est dû à la mutation du virus. Raison pour laquelle chaque année on change le vaccin. »* Continuant à propos du vaccin contre la méningite, ce dernier dit : *« si on vend les vaccins, c'est parce que ces vaccins sont efficaces au moins à 80 % »*.

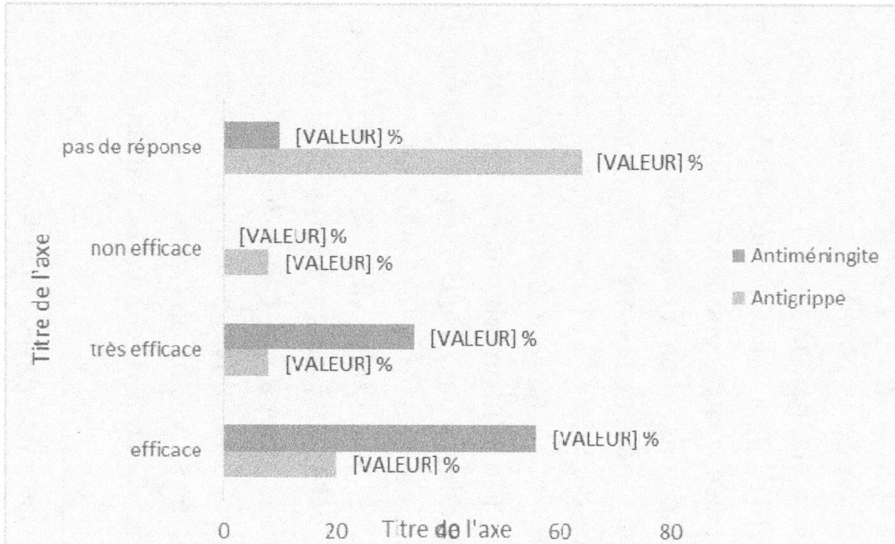

Graphique 8 : Perception liée à l'efficacité des vaccins

Source : notre enquête, mars 2017

3- Perception du coût des vaccins contre la grippe et la méningite

L'accessibilité financière est un facteur aussi déterminant quand il s'agit de soins de santé. En effet la paupérisation de la population est un obstacle qui se dresse entre la demande et l'offre de soins (AFP, 11-11-2014)[5]. Les vaccins hors-PEV ont un coût et pour y accéder, les populations doivent avoir un pouvoir d'achat conséquent (voir tableau ci-après). Les enquêtés qui trouvent les prestations vaccinales acceptables représentent 24 % ; cette proportion est en deçà de celle des enquêtés qui trouvent le coût des prestations élevé (76 %), (graphique 9). En outre, le délai de validité des vaccins a été évoqué : le vaccin contre la méningite A+C coûte 2500 FCFA et est valide pendant 3 ans, ainsi que le vaccin anti-méningite ACYW135 qui coûte 6500 FCFA. Quant au vaccin contre la grippe qui coûte 7000 FCFA, sa validité est de 1 an. En réalité, les individus interrogés trouvent que pour le vaccin antigrippe, il y a une disproportion entre le coût et le délai de validité.

---

[5] Selon un communiqué de l'Agence France Presse le 11-11-2014 à 19h11mn : *« Le niveau de pauvreté en Côte d'Ivoire, première économie d'Afrique de l'Ouest francophone, en forte croissance, est inquiétant alors que le pays dispose de fortes potentialités, s'est alarmée la Banque mondiale »*.

Tableau : Présentation des prix des vaccins

ANTIGENES	PRIX POSTE ARHP	RAPPEL
Méningite A+C	2500 FCFA	3 ans
Méningite ACYW135	6500 FCFA	3 ans
Grippe	7000 FCFA	1 an

Source : ARHP Bouaké, 2017

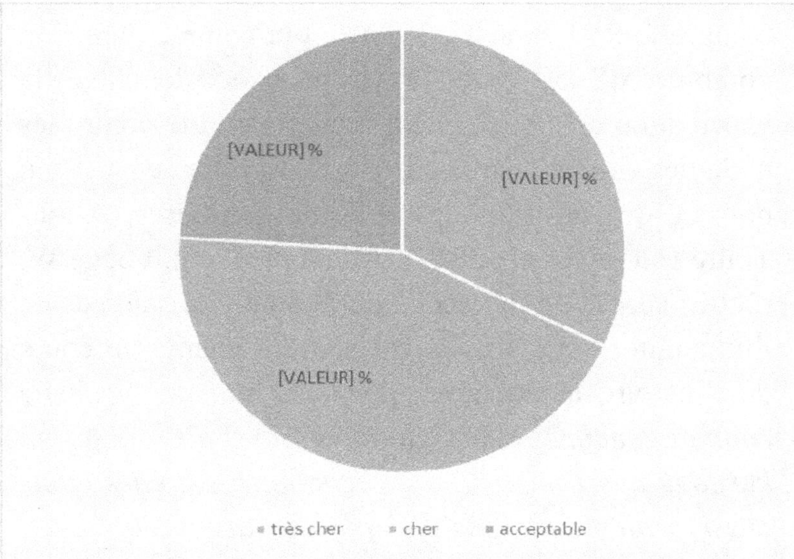

Graphique 9 : Perception liée à la perception du coût des vaccins
Source : notre enquête, mars 2017

III. Discussion

Cette étude s'insérant dans le sillage d'autres études précédentes sur la vaccinanation, la discussion porte essentiellement sur les variables qui déterminent l'activité vaccinale. La première variable que nous abordons concerne l'efficacité de la vaccination.

1- Efficacité et opportunité de la vaccination

La vaccination a été considérée comme un nouveau pouvoir protecteur, à l'instar des protecteurs traditionnels (amulettes) et sans doute le plus puissant (Cantrelle P., Locoh T., 1990). Tout comme dans bon nombre d'États de l'Afrique occidentale, la vaccination est un excellent moyen de lutte contre les maladies infectieuses en Côte d'Ivoire et est au nombre des priorités des autorités sanitaires (Attoh-Touré Harvey & al , 2014). Allant plus loin, Foege W. (2000) considère la vaccination comme le sauveur de l'humanité. Pour lui, les vaccins ont changé le cours de l'histoire et du développement humain : *« Je ne connais aucune autre initiative qui ait laissé un héritage aussi important à l'humanité avec des effets aussi profonds et positifs que la vaccination ».* Le facteur en exergue ici est « *l'efficacité des vaccins et surtout la connaissance de la maladie.* » (Cantrelle P. et Locoh T., 2010). L'adhésion de la population à la vaccination y est conditionnée. C'est à juste titre que ces derniers écrivent au sujet de l'immunisation contre la rougeole : *« lorsqu'une maladie, connue par la population, reçoit un traitement adéquat dont on peut constater l'efficacité, la demande de traitement se développe rapidement et de réels progrès sur la mortalité peuvent ainsi être faits »*.

D'une façon spécifique, des études menées d'une part au sujet de la méningite et d'autre part au sujet de la grippe rencontrent la confirmation de la présente étude.

En effet, concernant la grippe, Gerson M. (2014) révèle que la vaccination contre la grippe, obligatoire dans l'armée aux États-Unis, n'a pas empêché la survenue de l'épidémie. Il ajoute que pour les personnes de plus de 65 ans, l'efficacité potentielle et réelle des antigrippaux n'est pas prouvée. Même si Bedué A. (2011) approuve en disant que le vaccin contre la grippe est nécessaire, voire indispensable, il y accorde un double intérêt : la maîtrise de la pandémie de la grippe et la limitation de la circulation du virus de la grippe.

Par ailleurs, au sujet de la méningite, Kanté F. (2007) a conclu que les essais sur le vaccin au Mali et en Gambie se sont avérés concluants, ce qui fait renaître l'espoir d'un meilleur contrôle des épidémies de la méningite à partir de campagnes de vaccination préventives.

En deuxième lieu, nous nous intéressons aux facteurs tant individuels que sociaux.

2- Les limites individuelles et les déterminants sociaux

Malgré les bienfaits reconnus de la vaccination, certains individus n'y adhèrent pas. À cet effet, Weiss K. (2007) a affirmé que contrairement à la population pédiatrique pour laquelle la couverture vaccinale est habituellement exemplaire au Québec, la population adulte est plutôt déficiente en terme d'immunisation. Pour lui, de nombreux facteurs expliquent la couverture vaccinale relativement faible dans la population active au Québec : le manque d'intérêt de la part des patients et des médecins pour la vaccination ; les croyances populaires injustifiées sur la vaccination souvent amplifiées par des sites Web ; la peur des aiguilles ; la rareté de certaines maladies en Occident (tétanos, diphtérie) qui ne frappent plus l'imaginaire de la population.

Bégué P. (2012) abonde dans le même sens. Pour lui, les oppositions aux vaccins sont préoccupantes dans tous les pays occidentaux. Elles vont de l'opposition totale aux hésitations, négligences ou oublis et ont pour conséquence l'insuffisance de la couverture vaccinale. La crainte des effets adverses des vaccins a remplacé la peur des maladies. La société occidentale remet en question la justification de certains vaccins de routine, n'en percevant plus le bénéfice pour les maladies disparues (polio, diphtérie). Ces refus sont aggravés par les peurs du vaccin, les informations erronées sur Internet ou dans les médias, la perte de confiance dans les experts, certaines croyances.

Évoquant aussi les croyances et perceptions, Seytre B. (2006) regrette que les populations n'aient pas partout accepté que leurs enfants soient vaccinés du fait des représentations qu'ont les parents à propos de la vaccination. Il mentionne qu'au Nigeria, en Inde et au Pakistan, la peur incite des parents à esquiver leurs enfants des campagnes de vaccination qu'ils pensent être adossées à une éventuelle politique antinataliste. Pour eux les vaccins et autres molécules auraient des effets nocifs sur la capacité procréative de leurs filles et leurs garçons.

De plus, la contrainte de voyage comme facteur de vaccination a été relevée par Coulibaly M. (2016). Selon son étude, l'acte vaccinal chez plusieurs individus est conditionné par une contrainte de voyage (le pèlerinage à La Mecque notamment) et la rentrée scolaire chez les élèves du préscolaire. Pour lui, la contrainte de voyage constitue le principal motif de vaccination (56 ,4 %) à l'Antenne Régionale de l'Hygiène Publique (ARHP) de Bouaké. C'est pourquoi il propose d'autres conditions similaires comme l'entrée au collège, à l'université, à la fonction publique, etc. qui pourraient contribuer à l'amélioration de la couverture vaccinale des populations.

En dernier ressort, nous évoquons les raisons financières.

3- Les raisons financières

Ouédraogo M (2004) précise que les facteurs associés au non-respect du calendrier vaccinal se réfèrent aux caractéristiques économiques faibles des parents et aussi à leur bas niveau d'instruction.

Vu que les contraintes financières conditionnent la vaccination, nous pouvons dire avec Maslow (1954) que la non-vaccination découle d'une hiérarchisation des besoins. En effet, dans un contexte de détresse financière, la vaccination ne saurait être rangée dans la catégorie des priorités. La détresse financière commande de prioriser par exemple les besoins alimentaires, le logement. En cela, la vaccination passe pour être un luxe. Cela est illustré par les propos de Despres C. et al. (2011) qui ont révélé qu'un

Français sur trois renonçait à se soigner ou reportait des soins, pour raisons financières.

Conclusion

La vaccination est le moyen de prévention des maladies. En Côte d'Ivoire, la vaccination se distingue en général selon deux catégories : la vaccination relevant du PEV et celle du hors-PEV. Si les PEV sont accessibles aux populations cibles, les Hors-PEV eux, ne le sont pas, le coût financier constituant un facteur limitant l'accessibilité.

En ce qui concerne les vaccinations hors-PEV, les populations adultes qui en sont fortement les destinataires ont, dans leur majorité, connaissance de l'existence et de l'utilité des différents vaccins. Mais la vaccination hors-PEV évolue à un rythme plus lent au sein de la population. Plusieurs facteurs en sont la cause : les perceptions liées à la vaccination, la préférence des options médicales traditionnelles, le coût élevé des vaccins étant donné qu'ils ne bénéficient d'aucune subvention de l'État ivoirien.

Les individus sont responsables de leur santé et de ce fait se doivent d'entreprendre les actions en mesure de la préserver. Ce postulat est en accord avec les théories évoquées : le modèle de l'autorégulation et la théorie du choix rationnel. Il en ressort que les individus sont réfléchis d'où leurs actes de santé sont pensés. Ainsi, l'on peut dire des personnes vaccinées qu'elles ont procédé à une évaluation avant de se prêter à l'acte vaccinal. Cette évaluation pourrait tenir compte des risques sanitaires encourus, du pouvoir d'achat et de l'environnement écologico-sanitaire.

Vu les risques que la non-vaccination présente pour la santé publique, il convient : 1/que l'État ivoirien, à défaut de subventionner les vaccins, revoie à la baisse leur coût, ce qui en accroîtra l'accessibilité ; 2/d'instruire et de sensibiliser les populations aux valeurs que représente la santé afin de les intégrer à la dynamique de promotion de la santé. Ces efforts permettront de « capabiliser » les ressources humaines pour les actions nationales de développement, l'homme étant le maillon principal et le destinataire du développement.

Résumé

L'objectif de ce travail est de montrer les difficultés que rencontrent les adultes à accéder à la vaccination en contexte hors-PEV. Nous avons inscrit cette étude dans une approche mixte de collecte de données : un entretien semi-directif avec 1 médecin et 1 infirmière et un questionnaire adressé à 80 adultes selon la technique du choix raisonné. Il ressort de l'étude que les réponses vaccinales chez les adultes ne sont pas à la hauteur de la menace que représentent les maladies en circulation dans la région de Bouaké. Les facteurs suivants en sont les causes : les représentations socioculturelles des adultes liées à la vaccination, le coût des vaccins et l'option pour la médication traditionnelle africaine. L'ignorance occupe une part négligeable parmi ces facteurs, car les adultes qui ignorent l'utilité de l'acte vaccinal sont minoritaires (12 %). Vu les difficultés liées à la vaccination des adultes, l'État gagnerait à faciliter l'accessibilité aux vaccins en revoyant à la baisse le coût de ceux-ci. Il importe également de vulgariser les actions de promotion de la santé en sensibilisant les populations sur l'utilité de la vaccination, l'enjeu étant le développement humain en vue du développement socio-économique de la Côte d'Ivoire.

Mots clés : réponse vaccinale, adultes, hors-PEV, méningite, fièvre typhoïde

Abstract

The objective in this work is to show the difficulties that adults encounter in accessing vaccination in non-EPI settings. We have included this study in a mixed approach to data collection: a semi-directive interview with 1 doctor and 1 nurse and a questionnaire addressed to 80 adults according to the reasoned choice technique. The study shows that vaccine responses in adults are not up to the threat posed by circulating diseases in the Bouaké region. The following factors are the causes: the socio-cultural representations of adults related to vaccination, the cost of vaccines and the option for traditional african medication. The part of ignorance among these factors is negligible, because adults who do not know the usefulness of the vaccination act are a minority (12%). Given the difficulties associated with vaccination of adults, the State would benefit from facilitating the accessibility of vaccines by lowering the cost of these vaccines. It is also important to popularize health promotion actions by raising awareness about the usefulness of vaccination, the challenge being human development for the socio-economic development of Côte d'Ivoire.

Keywords : *vaccine response, adults, off-EPI, meningitis, typhoid fever*

Références bibliographiques

ADAM Philippe, HERZLICH Claudine, 1994, *Sociologie de la maladie et de la médecine*, Paris : Nathan, 1994 : 128 p.

ATTOH-TOURE HARVEY et al., 2014, « Analyse des connaissances, attitudes et pratiques des professionnels de la santé sur les vaccins et la vaccination à Abidjan », *Cahier santé publique,* vol.12, n° 1.

BEDUE Alix, 2011, *Relais et réfractaires : gérer les discours antivaccination durant la grippe H1N1*, mémoire de maitrise, Université de Lyon 2.

BEGUE Pierre, 2012, *L'origine du refus des vaccinations*, SPS, n° 302.

CANTRELLE Pierre, LOCOH Thérèse, 1990, *facteurs culturels et sociaux de la santé en Afrique de l'Ouest*, Paris : Les dossiers du CEPED, N° 10.

COULIBALY Zié Moussa, 2015, *Bilan d'activité du service de vaccinologie de l'antenne régionale d'hygiène publique de la région de Gbêkê*, Thèse de médecine, Université Alassane Ouattara.

CROZIER Michel. et FRIEDBERG E., 1977, *L'acteur et le système*, Paris : Éditions du Seuil, 436 p.

DESPRES Caroline, DOURGNON Paul, FANTIN Romain et al., 2011, *Le renoncement aux soins pour raisons financières : une approche économétrique*. Questions d'économie de la santé, n° 170, p. 1-6.

FASSIN Didier, 2001, Critique de la santé publique : une approche anthropologique. Paris : Balland, 362 p.

FOEGE William, 2000, « le pouvoir de la vaccination », UNICEF.

GERSON Michel, 2014, « vaccination grippale : inutile chez le sujet sain ? », vol.10, n° 10.

GODIN Gaston, 1991, *L'éducation pour la santé : les fondements psychosociaux de la définition des messages éducatifs,* Sciences sociales et santé, IX, 1, pp 67-94.

KANTE Fatoumata Cissé Demba, 2007, *Épidémie de méningites à méningocoque en Afrique de 1996 à 2006,* Thèse de médecine, Université de Bamako.

KOUAKOU Yao Edmond P., 2015, *Évaluation des motivations du choix de l'itinéraire thérapeutique des populations de Bouaké*, Germivoire N°2, pp.

LAFORGUE René, 1934, *La pensée magique dans la religion,* Revue française de psychanalyse, Paris : tome septième, n° 1, pp. 19-31.

LAPLANTINE François, 1991, *Anthropologie de la maladie.* Sciences humaines 1991 ; 12 : 26-29, 31.

LE VIGILE, 2016, N°403 /semaine 08 (22 /02/2016 au 28/02/2016)

MASSE Raymond, 1995, *Contributions de l'anthropologie à l'élaboration des programmes de prévention et de promotion de la santé*, In *Culture et santé publique*, Montréal : Gaëtan Morin éditeur, pp 221-365.

NUFFER Marc, 2014, *La vaccination chez les adolescents et jeunes adultes*, Thèse de médecine, Université de Lorraine.

OMS, 2010, *maladies transmissibles profil épidémiologique Côte d'Ivoire*.

OUEDRAOGO Seydou Mohamed, 2004, *Étude des déterminants du non respect du calendrier vaccinal du calendrier du programme élargi de vaccination dans le district sanitaire de Bousse en 2004,* Mémoire de fin d'études, Université de Cocody, Diplôme inter universitaire 3e cycle, 28 p.

RENAUD Marc, 1987, *De l'épidémiologie sociale à la sociologie de la prévention : 15 ans de recherche sur l'étiologie sociale de la maladie,* Revue d'épidémiologie et de santé publique, 35, 1, pp 3-19.

REVEILLARD M-F, 2017, *L'e-Santé, une solution aux déserts médicaux*, in *Le Magazine de l'Afrique* DU 1ER septembre 2017.

SEYTRE Bernard, 2006, *vacciner c'est convaincre*, le monde des vaccins, Paris.

TIZIO Stéphane, 2004, *État de santé et systèmes de soins dans les pays en développement : La contribution des politiques de santé au développement durable* in *Mondes en développement,* De Boeck Supérieur, Vol 3, n° 127, 134 p.

Discrimination à l'égard de la femme dans les organisations camerounaises : Illustration du plafond de verre

MBOE Gustave Georges
Psychologue, Assistant
à l'Université de Dschang, Cameroun.

I. Problématique

Les travaux liés au phénomène de « plafond de verre » présenté comme « *l'ensemble des obstacles visibles et invisibles qui séparent les femmes du sommet des hiérarchies professionnelles et organisationnelles* » (Boulet, 2013 ; Bereni, Marry, Pochic et Revillard, 2012 ; Laufer, 2005 ; ILO, 2004 ; ONU, 1991 ; etc.), soulignent que les femmes restent imperturbablement sous-représentées à la hiérarchie des organisations administratives, culturelles, industrielles et politiques des pays en général et du Cameroun en particulier. Le pays offre près de 1000 postes de haut rang aussi bien dans les organisations administratives (gouvernement, entreprises publiques, commandement territorial, etc.) que politiques (parlement, communes). Ces organisations constituent pour autant des instances importantes dans le processus de gouvernance des affaires de la société (Leighton et Thain, 1997). Elles devraient donc permettre à la femme camerounaise, qui en présente les compétences, d'y accéder avec quiétude. Leur faible présence ou leur sous-représentativité, des années après des engagements au niveau international marqués par la ratification des conventions internationales spécifiquement en faveur de l'approche genre dans toutes les sphères de la société, constitue bel et bien, à nos yeux, une réalité indécrottable du phénomène de plafond de verre. Ainsi, à côté des obstacles socioculturels et politiques, des obstacles financiers et psychologiques sont là également pour justifier cette sous-représentativité féminine à la tête des structures de l'État et dans bien de sphères décisionnelles (Mouiche, 2007 et 2005 ; PAPP/PNUD 2013-2017 ; Mboe, 2012, 2011 ; Mebara, 2009 ; Minproff, 2014). La présence d'un dispositif institutionnel et législatif, un taux d'alphabétisation féminin au-dessus de la moyenne et un dynamisme palpable des femmes camerounaises ne semblent guère renverser la tendance discriminante. Paradoxalement, la majorité démographique de la femme camerounaise (52 % selon Bucrep, 2010) tarde à se muer en majorité psychologique. Cependant, aucun des travaux ainsi évoqués ne semble identifier au point de le stigmatiser, le véritable responsable de l'enracinement de cette injustice ayant été à l'origine de la non-atteinte de l'objectif n° 3 des objectifs du millénaire pour le développement dont la date butoir était fixée en 2015 (PNUD, 2005). Or, à bien y regarder, même en présence d'un dispositif légal et institutionnel, des barrières socioculturelles, des stéréotypes et des préjugés explicites et implicites, seuls l'engagement fort et l'implication réelle d'un acteur dépositaire de la légitimité institutionnelle pourraient faire évoluer favorablement la question de l'égalité homme-femme vers son apogée : la parité mieux la mixité. Le Cameroun présentant les conditions effectives de présence d'un acteur institutionnel dont les compétences, en matière de pouvoir, traversent systématiquement l'ensemble des couches les plus importantes de la société au plan local. Qu'il s'agisse du pouvoir nominatif, du pouvoir électif, ledit acteur disposerait également d'un pouvoir d'influencer en tant que modèle social. Le présent article pose donc le problème de l'accentuation du plafond de verre dans les organisations camerounaises en dépit de l'existence d'un acteur institutionnel légal et légitime, car constitutionnel, susceptible même de forcer l'admiration au point d'influencer la tendance actuelle défavorable. Qui est cet acteur ? Comment peut-il influencer autant le domaine des nominations que celui électif tout en s'appuyant sur les organisations ? Comment l'implication dudit acteur pourrait constituer un effet d'entrainement dans les autres domaines de la vie civile et associative du pays ?

Cet article a pour objectif de faire la lumière sur les causes inexplorées jusqu'alors, susceptibles de justifier la question du plafond de verre dont sont victimes les femmes camerounaises plutôt que de rabibocher les oreilles sur les causes éculées. À l'ère de l'émergence annoncée où l'acteur constitutionnel impacte sur l'ensemble du pays, les conséquences d'une considération diversifiée de certaines couches sociales sont à explorer, ce d'autant qu'en dehors du contenu manifeste, il existe un contenu latent tout aussi audible et explicite qu'il faut décrypter.

II. Méthodologie de la recherche

Le présent article est à inscrire dans le cadre d'une recherche analytique à vocation évaluative et rétrospective, dans l'optique de mieux comprendre l'ampleur du problème. L'outil qui a permis la collecte des données est l'analyse documentaire. Cette dernière, à en croire Badin (1991, p.50), s'entend comme le : « *traitement de l'information contenue dans les documents rassemblés ; elle vise à mettre en forme, à la présenter autrement par des procédures de transformation.* » Dans notre cas, il s'est agi d'analyser l'information contenue à l'intérieur de certains documents à l'instar des décrets, des journaux, des articles scientifiques, etc., pour en tirer l'information pertinente. Ainsi, cette analyse documentaire s'arrête à la date du 31 décembre 2015. L'option de cet instrument de collecte de données s'est justifiée par le souci de contourner le refus des sources d'information primaires (personnes physiques). En effet, l'une des difficultés que les recherches, recourant au questionnaire, à l'entretien ou au focus group discussion, reste le plus souvent, le refus systématique de certaines personnes pourtant dépositaire de l'information à se montrer disposées et disponibles à la communiquer en toute quiétude.

II. Résultats

3.1. Acteur constitutionnel et persistance du plafond de verre au Cameroun

Tableau 1 : Répartition des femmes aux postes à la suite des décrets présidentiels

Secteurs d'activités		**Effectif**	**Structures**	**Gap**
Gouvernement	Ministres	08/65	Minedub ; Minproff ; Mindcaf ; Minpostel ; Minresi ; Minas ; MindelMinader MindelConsupe	58
	Sec d'État	02	Minfof et Minhdu	

	SG de ministères	05/37	Consupe, Minpmeesa, Minsanté, Minas Minresi	32
Entreprises publiques	DG	08	API, Bucrep, Src, Sni, Sopécam, Ccaa, Lanacome, Minpromalo.	
	DGA	05	Anor, Antic, Cnps, Ismp, Palais de congrès	
	PCA	06	Anrp & Cndt ; Api,	

			Cicam, Hilton Hôtel, Cnrph et Imps	
Commandement territorial	Gouverneur	00/10		10
	Préfet	01/58		57
	Sous-préfet	07/360		353
	Sces régionaux	01/10		09
Corps diplomatique	Ambassadeur	01/45		

Sénat	Sénatrices	21/100	80
Universités d'État	Recteur	02/08	06
	SG	02/08	06

Source : Notre étude

En tant que forme politique régissant le pays dans l'action de gérer l'ensemble des ressources, le gouvernement constitue une équipe de stratèges politiques et administratifs censés accompagner le président de la République à traduire ses ambitions politiques en actions concrètes sur le terrain. À cet effet, cette équipe est composée séquentiellement de ministères, des secrétaires d'État et des secrétaires généraux. Les ministres et les secrétaires d'État des ministères peuvent être des politiques confirmés, sans véritables liens avec la technocratie managériale. Cependant, pour ce qui est des secrétaires généraux des ministères, ils sont les artisans, les architectes de l'action administrative au niveau de chaque ministère. Le tableau ci-dessus nous laisse voir que, sur une soixantaine de ministres que compte le gouvernement du Cameroun, les femmes n'ont qu'une dizaine de postes soit respectivement 08 titulaires comme ministre et 02 secrétaires d'État. Cette tendance à la sous-représentativité reste identique même au niveau des secrétaires généraux où sur 37 postes possibles, les femmes SG ne sont qu'au nombre de 05 (soit une différence de 32).

Aussi, les entreprises publiques constituent des excroissances de l'administration publique, mieux de la fonction publique étatique. Là également, la main mise du président de la République est importante, car, c'est lui qui porte à ces hautes fonctions, les personnes qui lui paraissent dignes de confiance et aptes à l'accompagner dans la gouvernance de certains pans de l'économie locale. Le décret de 99/016 du 22 décembre 1999 portant statut général des établissements publics et des entreprises du secteur public et parapublic structure celles-ci en trois sous groupes : les entreprises publiques, les entreprises d'économie mixte et les établissements publics administratifs. Elles sont moins de 20 femmes à occuper les postes dans les entreprises publiques camerounaises dans leur diversité. Ainsi, on se retrouve avec 08 au poste de Directrice générale, 05 officient comme Directrices générales adjointes et 06 d'entre elles président les conseils d'administration de 08 entreprises publiques.

Sur le plan du commandement territorial, on n'a que quelques figures féminines soit 01 femme préfète, 07 sous-préfets et 01 comme secrétaire des services du gouverneur de région.

La diplomatie s'en trouve avec le plus mauvais taux de représentativité de la femme soit 01 seule femme ambassadrice sur les 45 postes diplomatiques que compte le Cameroun à travers le monde, répartis entre ambassades, hauts commissariats et Consulats.

La constitution du Cameroun qui rappelle que le parlement est composé de deux chambres soit la chambre haute (le Sénat) et la chambre basse (l'assemblée nationale) stipule que sur les cent sénateurs qui composent ladite chambre, 30 % soit 30 sont nommés par décret présidentiel tandis que 70 sont élus au suffrage universel indirect. La première expérience a permis à 21 femmes d'être nommées par le Chef de l'État.

Pour ce qui est du management des institutions universitaires, là aussi, les femmes font figure de naines, car sur les 08 postes de recteurs, seules deux sont occupées par la gent féminine et ceux dans les deux universités anglo-saxonnes que compte le pays (Buéa et Bamenda). Il en est de même pour les postes de secrétaires généraux d'université où deux femmes font figure d'amazones. Il s'agit respectivement des universités de Douala et de Dschang.

À la lecture de ce tableau synthétique, nous avons en majorité à faire aux postes dont l'accès est subordonné par le décret présidentiel. Le président de la République au Cameroun est la première autorité de l'État. C'est à lui que revient la lourde tâche d'impulser la politique globale de développement du pays. Les exégètes de la science politique qualifient le système politique camerounais de présidentialiste ou présidentiel pour marteler la primauté du pouvoir exécutif sur l'ensemble du pays en général et sur les autres pouvoirs que sont le législatif et le judiciaire en particulier.

En effet, la loi fondamentale du Cameroun du 18 janvier 1996 révisée en février 2008 stipule que le président de la République « *nomme aux emplois civils et militaires* ». Pour les « Hommes » ou puristes du président en l'occurrence les « Biyaistes », ce dernier est le premier défenseur invétéré de la femme camerounaise. Les discours des campagnes en vue des élections présidentielles de 2004 et 2011 constituent un témoin fort de cet engagement du président à l'égard de la femme. Sur la question de la promotion de la femme camerounaise, entendue comme processus de positionnement de celle-ci aux postes de responsabilité dans la haute sphère de l'État, l'engagement du chef de l'État est resté constant. En dehors de l'engagement ferme pris à Maroua en 1997 de respecter le quota de 30 % des femmes aux postes de responsabilité dans la haute administration « *Je m'engage à faire de l'égalité entre les droits de l'homme et des droits de la femme une réalité* » (Biya, discours de campagne à l'élection de 1997), il reviendra à la charge en 2004 dans les mêmes circonstances, mais avec plus d'insistance, réaffirmer que « l'*amélioration de la condition féminine et en particulier une meilleure représentation de la femme dans nos institutions et notre administration resteront au premier plan de nos préoccupations* » (Biya, Monatélé le 5 octobre 2004).

Les résultats de cette première hypothèse montrent bel et bien que l'engagement du premier camerounais, dépositaire constitutionnel par essence, reste à parfaire voire à corriger fondamentalement, lui qui sait mesurer les liens de fidélité, d'attachement et les stratégies de publicité ingénieuses dont celles-ci n'ont jamais cessé de montrer à son égard depuis 1982.

3.2. Sommet stratégique du parti et plafond de verre

Tableau 2 : Répartition faible des femmes même à des postes électifs.

Secteurs électifs		Effectif
Parlement	Assemblée nationale	55/180
Gestion communale	Exécutifs communaux	29/360
	1ers adjoints	72/360
	2èmes adjoints	149/360

Organes du RDPC	Bureau politique	04/23
	Pdtes sections RDPC	15/377
	Pdtes sections OJRDPC	14/377
	Sections de la diaspora	3/17

Source : Notre étude.

La lecture de ce second tableau laisse voir que le plafond de verre connait une seconde vie même au niveau des postes électifs. Ainsi, au niveau de l'Assemblée nationale, chambre basse du parlement camerounais qui évolue en mode bicaméral, seules 55 femmes sur 180 officient comme élues de la nation c'est-à-dire, en qualité de députés ou d'honorables.

Pour ce qui est de la gestion communale structurée entre les postes de maires, premiers et deuxièmes adjoints, on voit que la femme connait une ascension à pas de tortue. En effet, sur 360 postes de maires, seuls 29 sont occupés par les femmes. En 360 postes de premiers adjoints au maire sur l'étendue du territoire national, 72 femmes y sont représentées. Enfin, pour le poste de 2e adjoint au maire, le nombre parait intéressant, car, 149 femmes sur 360 postes disponibles occupent cette seconde place dans la hiérarchie communale.

Les organes des partis politiques en général et le parti au pouvoir le Rassemblement Démocratique du Peuple Camerounais (RDPC) en particulier semblent également consolider la logique de plafond de verre à l'égard des femmes. En effet, au niveau du bureau politique, sur 23 membres, seules 04 sont des femmes. Au niveau des organes internes du parti, en dehors de l'organe typiquement féminin OFRDPC, les autres sections sont RDPC et OJRDPC semblent tenir les femmes en laisse. En effet, à la suite du renouvellement des bureaux des organes de base du parti du chef de l'État, organisé sur l'étendue du territoire national sur les 360 communes et à l'étranger avec 17 sections, les résultats sont largement en défaveur de la femme militante de ce parti. Seulement 15 femmes sont présidentes de section des organes RDPC sur 377. Au niveau des bureaux de section OJRDPC, elles sont au nombre de 14 sur 377. Au niveau de la diaspora, 3 femmes ont pu décrocher la tête des 17 sections ainsi présentes. Ces résultats montrent que, même au sein de l'appareil politique du président national et candidat statutaire à toute élection présidentielle, la question du genre reste reléguée au second plan. Même à titre de complaisance, les camarades du parti de la flamme et du flambeau ne parviennent pas à traduire la volonté du « grand camarade » en acte palpable sur le terrain, dans l'optique de damer le pion aux infatigables détracteurs des partis d'opposition.

3.3. Déficit de modélisation et transversalité du plafond de verres

Tableau 3 : Répartition des autres postes de responsabilité dans les associations.

Autres domaines	Secteurs			Promotrices
Médias	Radio & TV	02	LTM TV et LTM Radio	Marthe Ngo Mouaha (Dinali)
	Directrices de publication	06	The Spark Bebela Notre Santé Mama Ecomag Le Baromètre communau-	(Pauline Biyong) ; (Henriette Ekwe) ; (Sidonie Njamboun) ; (Clarice Yongo) ;

			taire	(Gisèle Nemi Ngah) (Mélanie Betebe)
Partis politiques	Leaders politiques	14		
Gestion collective	PCA de société de droits d'auteurs	01	Sociladra	Elise Mballa Meka
Mouvement sportif	Présidentes de club d'élite	01	Dynamo de Douala	Marthe Ngo Mouaha (Dinali)
	Présidentes de fédérations	02		

Source : Notre étude.

Le média est un moyen technique de transmission d'informations de masse visant la plus grande quantité d'information possible à transmettre au plus grand nombre de personnes. Également, pour le Larousse en ligne, le média désigne tout procédé permettant la distribution, la diffusion ou la communication d'œuvres, de documents ou de messages sonores ou audiovisuels (presse, cinéma, affiche, radiodiffusion, télédiffusion, vidéographie, télédistribution, télématique, télécommunication). Les types de médias sont respectivement la télévision, la radio, les journaux, les sites Internet, les blogues, les bulletins et les magazines. Au Cameroun, seule une femme officie à la tête d'une radio en mode FM et une télévision. Il s'agit de l'artiste Dinali, mais dont le nom civil est Marthe Ngo Mouaha. Elle est aux commandes respectives de la LTM radio et télévision qui émettent à partir de la ville de Douala, capitale économique.

Selon la loi de 1990 sur la Communication sociale au Cameroun et même la loi sur la liberté de la presse du 29 juillet 1881 en France, le Directeur de publication (DP) est la personne chargée au sein d'une entreprise de presse de rendre public, le journal, l'ouvrage, ainsi que tout écrit, afin de le communiquer au public. Il est le responsable de l'ensemble des aspects rédactionnels d'une publication. En tant que représentant légal de l'entreprise éditrice, il devra, par ricochet, en tant que responsable du contenu y compris en droit pénal de la diffamation, assumer juridiquement les conséquences de ce qu'il publie ou fait publier dans son support journalistique. Ce titre est une exigence de la loi. L'article 37 de la loi camerounaise stipule bel et bien que « *chaque entreprise de communication audiovisuelle doit avoir un directeur de publication. Celui-ci doit être un des propriétaires* ». Bon à savoir, avec l'avènement des NTIC et du développement des médias, le rôle du DP s'est élargi à l'audiovisuel (loi française du 29 juillet 1982) ainsi qu'au numérique (loi du 21 juin 2004 en France). Au Cameroun, pays ployant sous le règne d'une presse plurielle et à la liberté de ton avérée, à peine une dizaine de femmes officient comme DP. Le tableau évoque 06 au total.

Par définition, le parti politique est une organisation politique qui cherche à influencer une politique gouvernementale en nommant ses propres candidats et en tentant d'obtenir des mandats politiques. Sur un total de 291 partis politiques recensés au niveau du ministère de l'Administration territoriale et de la décentralisation jusqu'en décembre 2015, moins d'une vingtaine de formations politiques ont une femme à leur tête, soit plus exactement 14.

Une fédération sportive se veut un « *regroupement à l'échelle nationale de plusieurs associations sportives, sociétés sportives et licenciées d'une ou de plusieurs disciplines sportives. Elle est placée sous le contrôle du ministre chargé des sports* » (Guide des usagers Minsep 2015, p.8). Au

Cameroun, sur la quarantaine, voire cinquantaine de fédérations sportives, il n'y a que deux qui ont une femme comme présidente. Il en est de même des clubs de football où une seule femme tient les rênes d'un club affilié au championnat de football professionnel du pays. Il s'agit de l'artiste Dinali qui préside aux destinées de la mythique Dynamo de Douala depuis plus de trois ans déjà. Toutefois, Wandji (2015) souligne néanmoins que 09 femmes sont présidentes de club sur les 62 clubs dames qu'il y a au Cameroun à savoir 08 clubs en division 1 (D1), 54 en division 2 régionale (D2).

Enfin, au niveau de la gestion des sociétés collectives et plus particulièrement dans le domaine du droit d'auteur, seule une amazone garde les clés de l'une des 4 sociétés agréées par le ministère camerounais des Arts et de la Culture. Il s'agit de Madame Élise MBALA MEKA de la Sociladra.

4. Interprétation des résultats

4.1. Paradoxe des chiffres

De la lecture des tableaux ci-dessus, il est clair que dans un contexte fortement marqué par une analphabétisation de la femme, une absence criante des femmes dans les niveaux supérieurs de scolarisation, une passivité des femmes, une irresponsabilité de celles-ci dans la gestion basique de certaines sphères sociales, une absence de volonté dans l'entrepreneuriat, une incapacité stratégique pour l'autonomisation, de tels résultats auraient pu avoir toute leur présence. Mais, dans le contexte camerounais, il n'est pas illusoire de parler d'un véritable paradoxe dans la mesure où le pays semble avoir inscrit la promotion de la femme, dans un vaste programme politique, administratif et législatif. Le premier pas de vaste programme a été la création au niveau du gouvernement d'un ministère en charge de la condition féminine devenue aujourd'hui ministère de la promotion de la femme et de la famille. De la déclaration de madame la ministre de la promotion de la femme et de la famille (Minproff) à la 55e Session de la Commission de la Condition de la Femme tenue à New York le 24 février 2011, « Au Cameroun, les femmes représentent 50,6 % de la population estimée à 19 406 100 habitants, selon les résultats du troisième Recensement Général de la Population et de l'Habitat (RGPH), publiés en 2010. Elles sont des agents socio-économiques qui s'investissent dans tous les secteurs de la vie nationale et leur rôle est reconnu dans le développement de la famille, de la communauté et de la société ». Elles bénéficient d'un arsenal de programmes dans le domaine de l'éducation et de la formation de la part du gouvernement à partir de la « Stratégie Nationale du

Secteur Éducation » qu'accompagne un dispositif juridique spécifique. Parmi les programmes issus de cette stratégie gouvernementale, madame la Minproff cite à la pelle : « *le Programme d'Appui au Système Educatif Camerounais (PASE) pour la promotion de l'excellence scolaire ; le Programme Éducation de Base (PEB) ; le Programme d'Appui aux Filles des Filières scientifiques ; le Programme Éducation pour Tous (PET) ; le Programme National d'Alphabétisation ; le Projet « Opération 100 000 femmes à l'horizon 2012 » qui vise la formation des femmes en TIC* ». Les conséquences d'un tel investissement sont diversement reconnues et répertoriées dans divers documents administratifs au niveau du Cameroun (ECAM, INS, Annuaire du Minproff, Rapports spécialisés) qu'à l'international (Rapport ONUFEMMES, IDH, PNUD, etc.). Au final, on déplore le fait que ces résultats au niveau du Cameroun soient diamétralement opposés aux théories de l'échange social, de la réciprocité, du contrat psychologique (Rousseau, 1995 repris par St-Onge et Magnan, 2010), de la dépendance des ressources et également aux perspectives morale, politique, concurrentielle ou de gestion de talents (St-Onge et Magnan (2010).

Pour les théories de l'échange social, de la réciprocité et du contrat psychologique (Rousseau,

1995) cités par St-Onge et Magnan (2010, p.10), « *il y a un ensemble d'attentes et d'obligations réciproques entre les personnes et les employeurs* ». Pour eux, « *un personnel à qui l'on donne plus d'opportunités et que l'on respecte plus [*à l'instar des femmes], *est plus susceptible de se sentir redevable et loyal et de faire des efforts ou adopter des comportements qualifiés de « bons citoyens organisationnels* » (Organ, 1988, Podsakoff et al., 1993). Quant à la théorie de la dépendance des ressources, « les organisations qui féminisent leur management, voire leur gouvernance, utiliseraient mieux leurs ressources créant ainsi un avantage concurrentiel (Shrader et al., 1997 ; Hillman et al., 2007) repris par St-Onge et Magnan (2010, p.13). Enfin, ces résultats sont contre les perspectives respectivement, morale, politique, concurrentielle ou de gestion de talents pour qui, les organisations doivent promouvoir la mixité en leurs seins sur la base d'un principe moral : l'égalité des citoyens. Les femmes ont autant les mêmes droits que les hommes de pouvoir présider aux destinées des organisations du territoire qui les a vues naitre.

4.2. Responsabilité des femmes

À la lecture des écrits typiquement rendus publique par les femmes en général et les Camerounaises en particulier, il y a comme une logique de langue de boa mieux, une logique de polissage de la question du plafond de verres. Le principe voudrait que les responsabilités soient dégagées face à une situation. Mais dans le cas de la discrimination à l'égard de la femme, dont la conséquence est le plafond de verre au niveau de la faible présence à la tête des structures de gestion publique en terre camerounaise, l'on est stupéfait de constater l'indolence dans le ton. Mieux, la littérature féminine produite, tend à se contenter du minimum syndical ainsi présenté et à renvoyer dans la conjecture, à défaut de revenir sur les causes déjà connues, la stigmatisation de la responsabilité du président de la République du Cameroun, acteur institutionnel et constitutionnel majeur et à même d'impulser la donne vers de nouveaux horizons. Peut-être que c'est à cause des profils des intervenantes dans ce débat qui font problème. En effet, tout en taisant les noms des auteurs des travaux lus, on peut tout de même reconnaitre que les auteurs se contentent de leurs positions institutionnelles : femme politique et député à l'Assemblée nationale (au compte du parti au pouvoir), haut cadre dans une structure étatique (établissement public administratif), ministre de la promotion de la femme et de la famille (membre du gouvernement). Sans pour autant leur dénier le droit de s'exprimer sur la problématique de la sous-représentativité des femmes dans les sphères de gestion de la haute administration et surtout du plafond de verre, il n'en demeure pas moins vrai que leurs travaux tombent sur le coup du principe selon lequel « *on ne peut pas être à la fenêtre et se voir passer dans la rue* »

4.3. Ratification outrancière, mais « sans objet »

Le Cameroun, pays membre du système des Nations unies, est signataire à l'échelle internationale et régionale des conventions et instruments préconisant la participation des femmes à la prise de décision. Nous citons entre autres : la Déclaration universelle des droits de l'homme (1948), l'adoption en 1985 des Stratégies prospectives d'action de Nairobi pour la promotion de la femme ; les résultats et perspectives de l'évaluation décennale de la mise en œuvre du Programme d'action de Beijing ; la Charte africaine de la démocratie, des élections et de la gouvernance (2007) ; la convention sur l'Élimination de Toute Forme de Discrimination contre les Femmes (CEDAW) ratifiée par le Cameroun en 2000 ; le Protocole Facultatif dans le Traité Africain des Droits de l'Homme et des Peuples relatif à la Femme ; la Plateforme d'Action de Pékin ; les Objectifs de l'Éducation pour tous ; les Objectifs de Développement du Millénaire (2000), etc. le Cameroun fait feu de tout bois pour être en odeur de sainteté avec la communauté internationale. Seulement, sur le terrain, il est clair comme l'eau de roche que la faible représentativité des femmes dans les cercles de décision au Cameroun reste d'actualité, indépendamment des secteurs d'activités de la vie publique nationale. On serait même tenté de qualifier cette horde de ratification de « sans objet » tant les statistiques sont en mode de croissance à pas de tortue alors même que les femmes ont pour soutien indéfectible l'institution et la personne du Président de la République. Pire, ces ratifications semblent aphones du fait de leur capacité contraignante. Elles se réduisent donc au niveau de la forme sans possibilité de faire évoluer les statistiques en faveur de la femme au niveau du fond.

5. Perspectives stratégiques en défaveur du plafond de verre

En l'état actuel des choses, le moins que l'on puisse dire est que les déséquilibres relatifs à la présence des femmes camerounaises à la tête des organisations interpellent de nos jours au regard de leur anachronisme certain. Plus de quarante ans après l'indépendance et la réunification des deux Cameroun (occidental et oriental), le plafond de verre dans les organisations camerounaises reste flagrant. Rappeler pompeusement l'engagement du Chef de l'État ou Président de la République en sa qualité de soutien indéfectible de la femme camerounaise d'une part et, citer à bout de bras la liste des conventions internationales ratifiées par le Cameroun d'autre part, n'a pu permettre au pays d'atteindre les objectifs du millénaire pour le développement et surtout l'objectif n° 3 qui était de « Promouvoir l'égalité entre les hommes et les femmes ». Au moment où le pays est engagé dans une logique d'émergence annoncée, où la participation de tous ses fils et toutes ses filles est attendue, doit-on continuer à tenir en laisse, un pan important de la nation camerounaise sur des motifs exclusivement masochistes ? Comment le Cameroun peut-il continuer à se vanter d'être une grande nation en feignant le respect de la femme ? Que vaut un échafaudage législatif lorsqu'il n'est pas en mesure de garantir l'équité, la morale, la justice sociale ? La situation semble s'enliser année après année, génération après génération et atteint un niveau de gravité susceptible de rendre les efforts du gouvernement vains, lui qui semble militer en faveur de l'éducation de la jeune fille camerounaise et se mue en contradiction pour l'intellect humain ? Toutes ces questions nous poussent à imaginer des perspectives ou des stratégies capables de faire évoluer les statistiques favorables à la représentativité de la femme et à la réduction du phénomène de plafond de verre. Ces stratégies trouvent leur justification dans ces paroles de Mariam Sankara qui reconnait que : « *les femmes sont au centre de tout, elles sont incontournables et rien ne peut se faire sans elles* ». Elles partent de la contrainte légale à l'instauration d'une journée du leadership féminin adossée à la journée internationale de la femme qui se célèbre chaque 8 mars en passant par la mise en place de l'observatoire national du genre, la prime à la promotion du genre dans le financement des partis politiques.

5.1. La contrainte légale

Au regard des résultats de notre étude, il est clair que le Cameroun n'a pas respecté le Plan d'Action de Beijing. Mieux, la logique ambiante du plafond de verre, caractérisée par la faible représentativité des femmes à la tête des organisations, en tant qu'instances décisionnelles sociales, constitue purement et simplement une violation du droit fondamental à la parité homme-femme. On ne peut pas continuer à faire fi de cela. Par conséquent, afin de permettre aux femmes d'occuper valablement les quotas à elles réservés, le Cameroun ferait mieux d'instaurer la contrainte légale comme cela a été fait en France, en Norvège, en Espagne, en Finlande, etc. « *Leur mise en place permet d'accélérer la progression de l'accès des femmes aux postes politiques, en vue d'une représentation paritaire* » (Boistard, 2014, p.7). En effet, la France qui est source inspiratrice de bien de réformes au Cameroun et qui administre à la face du monde, une parité exemplaire, est bel et bien passée par l'instauration de la contrainte légale. Après les échecs respectifs de 1982 et 1999, elle est passée par une modification constitutionnelle accompagnée par une loi constitutionnelle le 8 juillet 1999. Par la suite, la France votera la première loi en faveur de la parité en juin 2000. Ainsi, l'article premier stipule clairement que « *la loi favorise l'égal accès des femmes et des hommes aux mandats électoraux et fonctions électives* ». En tant que « mesures exceptionnelles », les quotas permettent de compenser les barrières légendaires et hercyniennes dans les sociétés qui entravent l'accès des femmes aux fonctions politico-administratives, voire managériales. En appliquant la politique des quotas à la lettre, la démocratie interne du pays s'en trouvera revigorée. Par ailleurs, ONUFEMMES, l'organisme onusien en faveur de la promotion des initiatives en faveur de la femme jouerait le rôle de censeur à l'encontre des pays qui ne respecteraient guère les conventions internationales y afférentes.

5.2. Instauration d'une prime à la promotion du genre dans le financement des partis

Le soutien à la marche démocratique dans les pays qui se réclament ainsi a vu naitre le financement des partis politiques par les gouvernements. Et comme on sait que l'État peut, du fait qu'il s'agit des deniers publics, avoir une certaine capacité coercitive, il est possible que le financement adéquat desdits partis ait lieu si et seulement si, ces derniers respectent et promeuvent l'accès effectif des femmes aux postes électifs. Certes, on peut déjà saluer l'initiative prise par Élection's Cameroon lors des dernières élections législatives et municipales du 30 septembre 2013 d'écarter toutes les listes n'ayant pas respecté le quota de parité homme-femme. Mais, il faut aller plus loin en obligeant les partis politiques à plus de respect des quotas en faveur des femmes en passant par le financement institutionnel et législatif arrêté à cet effet. Une telle mesure permettrait de voir les statistiques bouger vers le sens favorable à la promotion de la femme et par voie de conséquence, à la réduction du phénomène de plafond de verre à la tête de certaines organisations nationales.

5.3. Mise en place de l'observatoire national du genre

Dans le but de faciliter au président de la République les choix des personnes à nommer aux différents emplois civils et militaires, tout en permettant à la femme de tirer son épingle du jeu, il serait judicieux de mettre en place, au niveau du secrétariat général de la présidence de la république, un observatoire national du genre. Animé par une chargée de mission ou d'un attaché, il sera question d'inventorier les profils de femmes dans tous les secteurs de la vie nationale. Par une centralisation des informations au plan local et au niveau de la diaspora, suivi d'un monitoring permanent, le Chef de l'État sera informé, tout comme le grand public, des femmes les plus avancées dans les activités intellectuelles, technocrates et sociales. Pour le premier, il lui suffira de s'y abreuver lors des nominations. Pour le second, de se faire une idée exacte du niveau d'influence des femmes camerounaises.

5.4. Instauration de la journée du leadership féminin au Cameroun

Avec l'actuelle première dame du Cameroun, la célébration de la journée internationale de la femme qui se célèbre chaque 8 mars, n'a de cesse pris de la valeur au niveau national. Il serait propice de capitaliser cet élan populaire en y adjoignant un autre fait majeur. Ainsi, afin de donner une touche particulière à la célébration de la JIF, le ministère en charge de la promotion de la femme et de la famille, gagnerait à adosser à cette célébration internationale, la journée du leadership féminin. De concert avec le ministère de la Recherche scientifique et de l'innovation, du ministère de l'enseignement supérieur et les autres ministères à caractère social, ce leadership viserait à faire connaitre les femmes camerounaises qui se seraient illustrées au courant des 12 derniers mois dans certains domaines de la vie. Ceci aurait pour leitmotiv de stimuler les autres femmes. Au bout d'un certain temps, l'évaluation permettrait de voir le chemin parcouru et s'ajuster progressivement vers d'autres initiatives salutaires en faveur de la femme.

Conclusion

Notre travail a porté sur la question du plafond de verre dans les organisations camerounaises. Il avait pour objectif de comprendre les fondements de la réalité dudit phénomène en présence d'un acteur institutionnel et constitutionnel impactant véritablement tant sur le plan administratif (nomination) que sur le plan politique (élection) voire sur les autres secteurs de la vie nationale (modélisation). Il ressort de cette étude que même avec la présence d'un profil institutionnel, investi des attributs constitutionnels et susceptibles de faire évoluer la femme, aussi bien au niveau des emplois civils et militaires, qu'au niveau politique à partir de son propre laboratoire politique (parti politique), au point d'avoir des ramifications sur la gestion communale et parlementaire et prétendre servir de modèle à d'autres instances associatives et/ou organisations sociales communautaires, le plafond de verre, caractérisé par la faible représentation des femmes aux postes de gestion de la haute administration sociale, reste d'actualité.

Conscient du fait que la responsabilité de la femme ne peut pas continuer à être éludée au profit des causes séculaires (obstacles liés aux pratiques discriminatoires facteurs pesant sur la prise de décision et l'investissement des femmes), ce qui a tendance à la disculper, il s'avère aujourd'hui nécessaire d'évaluer les impacts psychologiques liés à la considération de la femme camerounaise afin de dégager les aspects les plus à même de légitimer l'injustice criante aux allants de crime contre l'humanité féminine. Ces études permettraient d'aller au-delà de la surface, qui se contente de parler de la bonne foi sur l'importance de la place de la femme dans la société, pour aller dans le fond des choses, afin de sonder véritablement les aspects liés à la perception, à la représentation, à la croyance en la femme gestionnaire ou dirigeante des organisations. Si jusqu'aujourd'hui, les stéréotypes, la discrimination sexiste et les préjugés sous-tendent la propension à l'expansion du phénomène du plafond de verre dans les organisations à travers le monde, il reste encore peu connue, l'ampleur de l'incidence des aspects psychologiques liés à la perception (individuelle et sociale), à la représentation sociale (en terme d'idées centrales et périphériques) et de croyance (conviction pure et simple en la capacité de la femme) à être à la tête des instances décisionnelles de nos sociétés africaines. Certains jalons ont déjà été entrepris au Canada (Marchand, St-Charles et Corbeil, 2007). Le Cameroun, au regard des tendances actuelles, reste un terrain de prédilection pour des travaux tendant à sonder l'incidence de ces aspects psychologiques sur la question du plafond de verre aussi bien dans le secteur public que dans le secteur privé.

Résumé

Les travaux portant sur le plafond de verre en milieu organisationnel camerounais sont rares, voire inexistants. Pourtant, l'on ne peut dénier la réalité dudit phénomène. Cet article essaie de démontrer, à travers une analyse documentaire, la réalité de cette forme de discrimination à l'égard de la femme camerounaise en date du 31 décembre 2015. Les résultats obtenus font état de la pérennisation du problème alors qu'il existe un acteur institutionnel et constitutionnel aux ramifications complexes certaines. La recherche pose les perspectives susceptibles de transformer cette majorité démographique en potentielle majorité psychologique.

Mots clés : Chef de l'État, Discrimination, Femme camerounaise, Organisation, Plafond de verre.

Abstract

Works on glass ceiling in cameroonian's organization are inexistant. Wheras, no one can deny the reality of this phenomenon. This article trys to demonstrate, through document analysis, the reality of this form of discrimination against cameroonian's woman on the 31th decembre 2015. The results obtained show the perenization of the problem inspite of the existence of a constitutional and institutional actor with the effectiveness of his ramifications. The study is prospecting perspectives which can allow the transformation of this demographic majority into potential psychological majority.

Key words : *Discrimination, Cameroonian's woman, Glass ceiling, Head of State, Organization.*

Références bibliographiques

Abena Ondoa née OBAMA, M.T. (2011). *Déclaration du ministre de la Promotion de la femme et de la Famille, 55e session de la commission de* la condition de la femme, New York le 24 février 2011

Basu, A. (2003). « Genre et Gouvernance : Concepts et Contextes », *Essai sur le Genre et la Gouvernance : une introduction,* New Dehli : Centre de développement de ressource humaine, UNDP. 52-53 consultable sur http://hdrc.undp.org.In/pub/books/book:assets/Essays on Gender and Gouvernance.pdf.

Bereni, L. Marry, C. Pochic, S., Revillard, A. (2012). "Le plafond de verre dans les ministers : regards croisés de la sociologie du travail et de la science politique », *Politiques et management public* [En ligne], mis enligne le 03 octobre 2012, consulté le 07 juillet 2013. URL : http:// pmp.revues.org/4141.

Boistard, P. (2014). Femmes et politique ; promouvoir l'accès des femmes en politique : la question des quotas. Projet de rapport. Ottawa (Canada) : Réseau Femmes parlementaires.

Boulet, M. (2013). *L'accès limité des femmes aux emplois de gestion : un plafond de verre ?* Institut de la statistique du Québec.

CIAFT (2011). *Entre plafond de verre et plancher collant : vers un marché du travail inclusif et égalitaire pour les femmes du Québec, mémoire présenté à la Commission des relations avec les citoyens de l'Assemblée nationale du Québec*, Montréal : CIAFT.

De Diop, A. (2002). « Les quotas en Afrique francophone : Des débuts modestes, Étude de cas », in *Femmes au parlement*, Stockholm : International IDEA, p.133-142, consulté sur le site : http://www.unifem.undp.org

Fasa, F., Kradolfer, S., Paroz, S. (2006). *Université de Lausanne : de quoi est fait le « plafond de verre » ? Projet « REUNIL »*, Faculté des SSP, Université de Lausanne.

INS (2012). JIF 27e édition Autonomiser les femmes rurales pour éradiquer la faim et la pauvreté. Que révèlent les indicateurs ? Yaoundé : INS, URL : www.statistics-cameroon.org

Laufer, J. (dir). (2014). *Femmes dirigeantes en entreprise : Des parcours aux leviers d'action*, Paris : HEC.

Leighton, D.S.R. Thain, D.H. (1997). *Making Boards Work.* McGraw-Hill-Ryerson (Toronto).

Marchand, I., Saint-Charles, J., Corbeil, C. (2007). « L'ascension professionnelle et le plafond de verre dans les entreprises privées au Québec » *Recherches féministes*, vol. 20, n° 1, 2007, p.27-54. URL : http://id.erudit.org/iderudit/06115ar

Mboe, G.G. (2012), *Femme africaine et participation à la vie politique et la prise de décision : le cas du Cameroun dans les domaines de la politique et la gestion publique*, mis en ligne le 19 septembre URL : http:// www.africa-and-science.com

Mboe, G.G. (2012). *Parité Homme-Femme : Mythe ou Réalité ? La démocratie à l'épreuve du Genre,* mis en ligne le 11 septembre, URL :http:// www.africa-and-science.com

Mebara, C.F. (2009). *Le développement de la carrière des femmes dans les organisations publiques du Cameroun : Enjeux et défis, Contribution présentée lors de la Conférence sur le Renforcement des Capacités de la Femme dans l'Administration, la Gouvernance et le Leadership,* Tanger (Maroc) du 23 au 25 mars 2009.

Minatd (2013). *Le Minatd en chiffres*, Annuaire statistique du Minatd Édition 2013, Yaoundé : Minatd.

Mouiche, I. (2007). « Genre et commandement territorial au Cameroun », *Cahiers d'études africaines* (en ligne), 186/2007, mis en ligne le 31 mai 2010, consulté le 2 février 2016, URL : http://etudesafricaines.revues.org/7415

PNUD (2013). *Plan d'action du programme de pays/Programme des Nations unies pour le développement* (PAPP/CPAP) 2013-2017.

Rieu, A. (2006). Obstacles à l'engagement politique des femmes et résistances masculines aux changements. Colloque international sur « Les études genre : Enjeux scientifiques et effets sociaux » *Colloque anniversaire de l'équipe Simone-Sagesse*, Université Toulouse-Le Mirail (France) 6-8 juillet 2006.

St-Onge, S., Magnan, M. (2010). *Les femmes au sein des conseils d'administration : Un bilan des connaissances,* CIRANO, Série Scientifique, Montréal : CIRANO.

Décrets

Décret n° 2015/595 du 22 décembre 2015 portant nomination de Secrétaires généraux dans certains départements ministériels.

Décret n° 2015/400 du 15 septembre 2015 portant nomination de responsables dans certaines universités d'État.

Décret n° 2015/335 du 27 juillet 2015 portant nomination des sous-préfets.

Décret n° 2014/047 du 3 février 2014 portant nomination des nouveaux responsables au sein des universités d'État du Cameroun.

Décret n° 2013/113 du 22 avril 2013 portant nomination des Sous-préfets au Cameroun.

Sitographie

Wandji, A. (2015). Cameroun : Football féminin : Vers la création d'une ligue nationale article du 04 décembre 2015 consultable dans www.cameroonvoice.com.

Durkheim, Freud et le totémisme

Aboubacar Barry
Psychologue clinicien
Enseignant à l'Université Norbert Zongo
BP 276 - Koudougou – (Burkina Faso)

Introduction

Les théories sexuelles produites par la « poussée de savoir » (*Wissendrang)* de l'enfant, s'attachent au « grand problème de la vie : D'*où viennent les enfants ? »* Cette « première question-énigme *»* anime aussi « un grand nombre d'énigmes des mythes et des légendes ». Les réponses adopteront une forme mythologique d'autant plus que les adultes, que l'enfant, s'il n'est pas trop intimidé, osera questionner, lui donneront une « information à portée mythologique ». Ses enquêtes aboutiront à la construction de théories sexuelles « analogues aux solutions qualifiées de « géniales » que tentent de donner les adultes aux problèmes que pose le monde et qui dépassent l'entendement humain. »[6]

Le petit Hans[7], on le sait, fut le grand inspirateur de cette réflexion de Freud. Le caractère mythologique de ses élaborations n'a pas manqué d'être rappelé par la plupart des auteurs relisant l'histoire de sa maladie. Pour Harry Stroeken, « entre Hans et ses parents, c'est le drame de l'humanité qui se joue en petit et ils n'en sont que des acteurs fortuits »[8]. Élaborations mythiques qui, selon Lacan, rejoignent les mythes étudiés par les ethnographes : mythes des origines, tournant autour de la naissance, de la mort, de l'existence et du néant, et passant par des oppositions entre grand et petit, présent et absent,

---

[6] Sigmund Freud (1908), « Les théories sexuelles infantiles », in *La vie sexuelle*, Paris, PUF, 1969, pp. 14-27.

[7] Sigmund Freud, « Analyse d'une phobie chez un petit garçon de 5 ans (le petit Hans) » (1909), in *Cinq psychanalyses,* Paris, PUF, 1954.

[8] Harry Stroeken, « Le petit Hans », in *En analyse avec Freud* (1985), Paris, Payot, 1987, pp. 105-123, p. 117. « Toutes sortes de questions se jouent dans la tête de Hans, qui demandent une réponse avant qu'il ne puisse s'occuper de sa propre vie et de son avenir. Ces questions concernent la différence sexuelle, la naissance et la mort, la rivalité avec Hanna, la difficile combinaison d'amour et d'agressivité envers le père, et enfin les mystères entourant la mère. » (*Ibid.*, p.113).

etc.[9] Pour Laplanche, si ces théories sexuelles infantiles sont, « au moins partiellement, appuyées sur la mythologie ou la fable [...], il n'en reste pas moins que la théorie de la castration exprimée par Hans et mise en forme par Sigmund aura par la suite un destin mythologique indépendant considérable. Dans ce cas, il s'agit d'un mythe de la genèse de la différence des sexes, à partir d'un genre humain qui, au départ, ne comporterait qu'un seul sexe, le masculin. Une « théorie » pour laquelle peu d'appuis ont été cherchés - ou trouvés - dans les mythes consignés par le corpus ethnographique. »[10]

L'on sait aussi que le petit Hans a inspiré à Freud l'hypothèse d'un « retour infantile du totémisme »[11].

Des données non prises en considération dans les documents que j'ai eus à ma disposition permettent, à

---

[9] Jacques Lacan, « La structure des mythes dans l'observation de la phobie du petit Hans », in *Le séminaire livre IV : la relation d'objet* (1956-1957), Paris Seuil, 1994, pp. 198-408.

[10] Jean Laplanche, « La psychanalyse : mythes et théories » (1997), in *Entre séduction et inspiration : l'homme,* Paris, PUF, coll. Quadrige, 1999, pp. 263-292, p. 274.

[11] Sigmund Freud, « Le retour infantile du totémisme », in *Totem et tabou. Interprétation par la psychanalyse de la vie sociale des peuples primitifs (1912*-1913), Paris, Payot, 1965, pp. 153-241.

mon sens, d'ouvrir d'autres perspectives encore dans l'examen de cette situation.

I. Mythe d'origine et questions de filiation

Le petit Hans commence par supposer que le fait-pipi de sa mère est aussi grand que celui d'un cheval, avant d'éprouver la peur d'être mordu par un cheval. L'angoisse, explique Freud, surgit sans raison objective - elle est donc « sans objet », mais est aussitôt reliée à la peur de perdre la mère. Son élaboration conduit à la phobie du cheval. Mais il y a des données qui permettent d'expliquer cette angoisse. À Gmunden, la libido du petit garçon était répartie, éparpillée entre ses camarades de jeu et sa mère. À Vienne, elle se concentre « indivisée » sur la mère seule. Celle-ci, en repoussant un peu trop énergiquement les avances de Hans (« c'est une cochonnerie »), a peut-être précipité le processus du refoulement. Freud écrit alors cette phrase : « Mais elle avait à accomplir un rôle prescrit par le destin ». La peur du cheval est accompagnée par une compulsion à regarder les chevaux : « Il faut que je regarde les chevaux, explique Hans, et alors j'ai peur ». Des maladies somatiques viennent renforcer cette phobie. Il monte sur la bonne en l'appelant « cheval ». Au départ, l'idée du grand fait-pipi lui était très agréable, et il voulait s'en procurer un. Puis du déplaisir s'associe à cette idée en même temps qu'une peur des grands animaux. *Avant le surgissement de la phobie, Hans avait demandé à son père de lui dessiner une girafe, à laquelle il finit par ajouter lui-même un grand fait-pipi.* Pendant sa maladie, Hans a le fantasme suivant : la grande girafe crie parce qu'il lui a enlevé la girafe chiffonnée.

Il y a donc comme une sorte d'objectif qui se met en place : déposséder le père, lui résister, le vaincre, le dépasser, surmonter ses cris et ses vociférations, lutter, tenir bon. « Il y avait dans la chambre une grande girafe et une girafe chiffonnée, et la grande a crié que je lui avais enlevé la chiffonnée. Alors elle a cessé de crier, et alors je me suis assis sur la girafe chiffonnée. » Freud explique que c'est un « fantasme de défi, relié à la satisfaction d'avoir triomphé de la résistance paternelle. *Crie tant que tu veux, maman me prendra tout de même dans son lit et maman m'appartient !* »

Ce que Freud n'a pas osé dire à son disciple qui se livre à des prouesses psychanalytiques en se montrant à l'occasion plus freudien que Freud lui-même pour séduire le Maître sans doute, Hans essayera de le lui faire comprendre : qu'il est un grand prétentieux ! En effet, le père choisit toujours le beau rôle : c'est lui la grande girafe au long cou, explique-t-il, lui, le propriétaire du grand fait-pipi terrifiant. Alors Hans fait des rêves, des fantasmes, où il transgresse les interdits avec son père, et où tous deux sont punis. Le père lui-même n'est qu'un pauvre type qui, tout comme Hans, se glisse furtivement sous la barrière, la corde (« le long cou, traduit le père, c'est mon pénis »). Il fait donc des bêtises, tout comme Hans, et en est puni. Il y a un moyen de contourner la barrière, c'est de se glisser sous la corde, mais la police est là qui veille et qui vous prend. Hans répond en fait à son père : *Tu sais bien que tu te glisses aussi sous le grand pénis et que tu ne l'enjambes pas.*

« Hans soupçonne, explique Freud, qu'il est interdit de prendre possession de la mère ; il s'est heurté à la barrière de l'inceste. Mais il croit la chose défendue en elle-même. Dans les exploits défendus qu'il accomplit en imagination, son père est toujours avec lui et est arrêté avec lui. Son père, pense-t-il, fait donc aussi avec sa mère cette chose énigmatique défendue qu'il remplace par un acte de violence tel le bris d'une fenêtre ou la pénétration de force dans un endroit clôt. » L'objet qui est hors de la portée de tous, qui est l'objet de la convoitise de tous, qui règle le jeu, c'est donc la mère, la mère au grand pénis (au phallus). Dès que Hans a compris cela, il est devenu un être humain. Freud qui le rencontre avec son père note ceci : « Il se comporta comme un membre tout à fait raisonnable la société humaine. » Freud joue alors à l'Ancêtre, celui qui sait, père spirituel du père, l'intermédiaire entre Dieu et les hommes. *Bien avant ta naissance, je savais qu'un petit Hans viendrait un jour au monde, et qu'il aimerait tellement sa mère qu'il serait forcé d'avoir peur de son père, et je l'ai dit à ton père*. Interprétation de type oedipien, dit-on. Pas seulement. Cette interprétation est *anthro-pologique,* car elle parle de réglementation des sociétés humaines.

Qui est ce type qui fait des annonciations, des révélations ? Si ce n'est Dieu, c'est que c'est un envoyé de Dieu : « Le professeur parle avec Dieu », conclut Hans. (On pensera ici à l'annonciation faite à Marie ou à Abraham). Du coup, Hans n'est plus tout à fait le fils de son père seulement, mais aussi celui de Dieu. *Et si ce n'est pas la mère qui possède le grand fait-pipi, c'est que c'est le Père. Mais non pas ce pauvre clown qui m'embête avec ses questions et à qui je donne des coups de tête,* poursuit probablement Hans, *c'est le Père de tous, Dieu.* Dieu est donc le propriétaire de cette chose immense. Seulement Hans n'a pas encore compris ce que son père faisait là. Il est remarquable que le père soit, lui-même aiguillé vers cette voie de la dépossession de l'objet :

« Moi : Les petits garçons ne peuvent pas avoir d'enfants. Il n'y a que les femmes, les mamans, qui aient des enfants.

Hans : Mais pourquoi pas moi ?

Moi : Parce que le Bon Dieu a arrangé les choses comme ça.

(..)

(Hans a naturellement demandé hier s'il y avait encore des bébés dans sa mère. Je lui ai dit que non et que *si le Bon Dieu ne le voulait pas* [mes italiques], aucun bébé ne pousserait en elle.)

Hans : *Mais maman m'a dit que si elle ne voulait pas* [mes italiques] il n'en pousserait plus, et tu dis : si le Bon Dieu ne veut pas. »

Mais le père ne veut pas démordre et admettre qu'il n'y est pour rien. Alors Hans lui trouve une petite place, celle de témoin :

« Je lui répliquai que les choses étaient comme je l'avais dit, ce à quoi il observera : tu y étais ? Tu le sais donc sûrement mieux.

Il demanda alors raison de la contradiction à sa mère, et elle nous mit d'accord en déclarant que *ce qu'elle ne voulait pas n'était pas non plus voulu par le Bon Dieu* [mes italiques]. »

Et Freud note en bas de page : « *Ce que femme veut Dieu le veut.* Cependant Hans, avec son sens aiguisé, a de nouveau mis le doigt sur un problème très grave. »

Hans se met à raconter des histoires à la Bigard qui font tourner son père - transformé en ethnologue - en bourrique : *La cigogne monte les escaliers, ouvre la porte avec sa clef, etc.*

Hans finit par trouver une réponse au problème du père. C'est celui à qui le plombier va implanter un fait-pipi et un derrière. Il suffit d'attendre le Docteur, le Plombier, le Décideur, le Propriétaire va donner un petit bout. (C'est le père qui décrète, ne voulant pas manifestement pas renoncer au privilège qu'il s'est octroyé : « il t'a donné un *plus grand* fait-pipi »). Dès que cette perspective est bien précisée, et que Hans peut attendre d'avoir « une moustache et des poils » comme son père, il est guéri. Les séquences du processus de guérison sont ainsi construites : 1) La mère a un destin à jouer, 2) Il ne revient pas à Hans d'allonger les fait-pipi. 3) À quoi le père ajoute : c'est Dieu seul qui a cette force créatrice que Hans identifie au phallus de la mère. 4) Enfin on apprend que (le phallus de) la mère et Dieu, c'est la même chose[12], des

[12] « Pour moi, il me paraît sensible que l'Autre, avancé au temps de l'*instance de la lettre* comme lieu de la parole, était une façon, je ne peux pas dire de laïciser, mais d'exorciser le bon vieux Dieu. Après tout, il y a bien des gens qui me font le compliment d'avoir su poser dans un de mes derniers séminaires

objets hors de portée. 5) Dès qu'on a compris cela, on peut attendre que le Plombier arrive pour changer son fait-pipi ; on pourra ainsi, un jour, prendre la place du père, mais seulement parce que celui-ci aura pris celle de son propre père *(solution généalogique).*

---

que Dieu n'existait pas. Évidemment, ils entendent – ils entendent, mais hélas, ils comprennent ce qu'ils comprennent est un peu précipité. Je m'en vais peut-être plutôt vous montrer aujourd'hui en quoi justement il existe, ce bon vieux Dieu. Le mode sous lequel il existe ne plaira peut-être pas à tout le monde, et notamment pas aux théologiens qui sont bien plus forts que moi à se passer de son existence. Malheureusement, je ne suis pas tout à fait dans la même position, parce que j'ai affaire à l'Autre. Cet Autre, s'il n'y en a qu'un tout seul, doit bien avoir quelque rapport avec ce qui apparaît de l'autre sexe. » « Ce qui se tentait à la fin du siècle dernier au temps de Freud, ce qu'ils cherchaient, toutes sortes de braves gens dans l'entourage de Charcot et des autres, c'était de ramener la mystique à des histoires de foutre. Si vous y regardez de près, ce n'est pas ça du tout. Cette jouissance qu'on éprouve et dont on ne sait rien, n'est-ce pas ce qui nous met sur la voie de l'existence ? Et pourquoi ne pas interpréter une face de l'Autre, la face Dieu, comme supportée par la jouissance féminine ? Comme tout ça se produit grâce à l'être de la signifiance, et que cet être n'a d'autre lieu que le lieu de l'Autre que je désigne du grand A, on voit la biglerie de ce qui se passe. Et comme c'est là aussi que s'inscrit la fonction du père en tant que c'est à elle que se rapporte la castration, on voit que ça ne fait pas deux Dieux, mais que ça n'en fait pas non plus un seul. » (Jacques Lacan, *Le Séminaire livre XX : Encore* (1972-1973), Paris, Le Seuil, 1975, pp. 65 et 71).

II. Totémisme et fétichisme selon Durkheim

Durkheim consacre trois chapitres (V, VI et VII) de son livre sur *Les formes élémentaires de la vie religieuse*[13] aux origines des croyances religieuses - qu'il prend au sérieux en refusant de les réduire à de simples et vaines superstitions[14]. Contre Tylor et Wundt, il explique que ce n'est pas l'animal totémique en tant que tel qui incarne l'ancêtre célébré. « Si vraiment les animaux de l'espèce totémique passaient pour incarner des ancêtres, on ne laisserait pas les membres des autres clans étrangers en consommer librement la chair. En réalité, ce n'est pas à l'animal comme tel que s'adresse le culte, c'est à l'emblème,

---

[13] Émile Durkheim, *Les formes élémentaires de la vie religieuse. Le système totémique en Australie* (1912), Paris, Le Livre de poche, 1991.

[14] « Sans doute quand on ne considère que la lettre des formules, ces croyances et ces pratiques religieuses paraissent parfois déconcertantes et l'on peut être tenté de les attribuer à une sorte d'aberration foncière. Mais sous le symbole, il faut savoir atteindre la réalité qu'il figure et qui lui donne sa signification véritable. Les rites les plus barbares, les mythes les plus étranges traduisent quelque besoin humain, quelque aspect de la vie soit individuelle soit sociale. Les raisons que le fidèle se donne à lui-même pour les justifier peuvent être, et sont même le plus souvent, erronées ; les raisons vraies ne laissent pas d'exister ; c'est affaire à la science de les découvrir » (ibid., p. 41).

c'est à l'image du totem. » La grande erreur que commettent les ethnologues, c'est de ne pas tenir compte du fait qu'aucune tribu, aucun groupe n'existe tout seul. Les limites externes de toute pratique fournissent les indices nécessaires à sa compréhension. De la même manière, Durkheim montre que la conception de Jevons selon laquelle l'homme chercherait dans son allié totémique un protecteur contre les dangers est encore plus absurde que le système totémique lui-même : « Il est certain, en effet, que le totémisme implique une étroite association entre un clan et une catégorie déterminée d'objets. Mais que, comme le veut Jevons, cette association ait été contractée de propos délibéré, avec une pleine conscience du but poursuivi, c'est ce qui paraît peu d'accord avec ce que nous apprend l'histoire. Les religions sont choses complexes, elles répondent à de trop multiples et à de trop obscurs besoins pour qu'elles puissent avoir leur origine dans un acte bien réfléchi de la volonté. D'ailleurs, en même temps qu'elle pèche par excès de simplisme, cette hypothèse est grosse d'invraisemblances. On dit que l'homme aurait cherché à s'assurer le concours des êtres surnaturels dont les choses dépendent. Mais alors il eût dû s'adresser aux plus puissants d'entre eux, à ceux dont la protection promettait d'être le plus efficace. Or, tout au contraire, les êtres avec lesquels il a noué cette parenté mystique comptent le plus souvent parmi les plus humbles qui soient. D'autre part, si vraiment il ne s'agissait que de se faire des alliés et des défenseurs, on aurait dû chercher à en avoir le plus possible ; car on ne saurait être trop bien défendu. » On ne peut rien objecter ni ajouter à ceci ! Il existe parfois « deux sortes de totémisme : celui de l'individu et celui du clan ». Il y a un rapport de parenté entre les deux, car le totémisme individuel n'est, quant au fond, qu'un aspect individuel du culte totémique qui, lui, est collectif. Est-ce qu'il faut croire qu'à l'origine, le totem commence par un homme important qui, après avoir fait l'expérience de son efficacité, le transmet à ses descendants ? Est-ce que Frazer, Hill Tout, Miss Fletcher, Boas, Swanton, etc. ont raison de penser que le totem du clan n'est qu'un totem individuel généralisé ? Cette hypothèse est partiellement justifiée du fait que dans ces sociétés, on trouve des mythes qui disent qu'une certaine alliance a été nouée entre le totem et l'ancêtre, lequel l'a transmis à ses descendants. De plus, un père peut encore transmettre son totem individuel à ses enfants. Dans ces cas-là, propose Durkheim, il faut considérer qu'il ne s'agit plus de totémisme, mais de fétichisme : le totem collectif a évolué, mais en même temps s'est *dégradé* en fétiche. L'hypothèse des ethnologues serait encore soutenable s'il était démontré que le fétichisme était antérieur au totémisme. Or l'examen des sociétés où existent ces deux formes de religion montre plutôt que le fétichisme est une production héritée du totémisme. En général, totems individuels ont une fonction particulière : conférer des pouvoirs extraordinaires à des gens appartenant à certaines catégories sociales (magiciens, chasseurs, guerriers). Pour justifier leurs théories, les ethnologues n'hésitent pas à « inventer ». Ainsi par exemple, le fétichisme tel que le décrit Frazer est-il tout simplement inconcevable : comment en effet l'homme peut-il croire que son âme est plus en sécurité s'il la cache dans un animal perdu dans l'espèce, qu'il lui est impossible de retrouver et qui risque constamment de se faire tuer par d'autres bêtes ou par des chasseurs ? L'objection ne résout pas la question de savoir si, de manière générale, le totem individuel est ou non antérieur au totem collectif. L'attitude observée à l'égard du totem personnel, la tendance à le protéger des autres hommes, n'existe pas pour le totem collectif. La question est donc : s'il est le premier, pourquoi s'est-il ainsi transformé en devenant collectif ? Il faut aussi se demander pourquoi deux clans différents ont toujours des totems rigoureusement différents. Si le totem était au départ acquis individuellement, on devrait trouver des personnes appartenant à des clans différents, qui, par le plus pur des hasards, ont le même totem (tout comme deux familles différentes peuvent porter le même nom). Or totems et sous-totems ne souffrent pas de ces confusions, mais sont rigoureusement répartis entre les phratries et les clans. Ce qui laisse supposer une concertation, une convention et une réglementation préalables. « On ne peut ramener le totémisme collectif au totémisme individuel qu'à condition de méconnaître les différences qui les séparent. Le premier est désigné à l'enfant par sa naissance ; c'est un élément de son état civil ; l'autre est acquis au cours de la vie ; il suppose l'accomplissement d'un rite déterminé et un changement d'état. » En effet, les rares cas de transfert de totem d'une personne à une autre ne peuvent être effectués que par l'entremise de magiciens, de personnages spéciaux, et grâce à des cérémonies rituelles particulières qui sanctifient cette mutation. « Comment ce qui était la prérogative de quelques-uns est devenu le droit de tous ; comment ce qui impliquait un changement profond dans la constitution a pu devenir un élément de cette constitution ; comment enfin une transmission qui, primitivement, était la conséquence d'un rite, a été ensuite censée se produire d'elle-même, par la force des choses et sans l'intervention d'aucune volonté humaine », voici ce que les défenseurs de la thèse de la généralisation de totems individuels ne nous permettent pas de comprendre.

Les mythes allégués pour justifier la primauté du totémisme individuel semblent avoir été produits après la déconfiture du système totémique à proprement parler. Ils obéissent donc probablement à d'autres motifs, et d'ailleurs, on trouve aussi, dans les mêmes sociétés, des mythes qui disent exactement le contraire. Il faut ajouter que les premiers portent la marque du temps, car l'ancêtre n'y est même plus représenté comme un homme, mais il est devenu lui-même l'animal allié. D'autre part, tandis que dans la grande majorité des tribus le totem collectif règne seul, il n'en existe aucune, « à notre connaissance, où le totémisme individuel soit seul pratiqué ». Celui-ci n'existe que dans de rares cas et dans l'état rudimentaire. II consiste en des pratiques facultatives souvent utilisées uniquement par des magiciens. Il aura donc fallu qu'un ensemble de conditions s'ajoutent au totémisme collectif pour le faire dériver vers ces formes individuelles. Même là où il est pratiqué, on observe encore une forme de totémisme collectif puisque des espèces déterminées sont désignées aux membres de chaque clan. En outre, dans certains cas, « le totem individuel représente une partie ou un aspect du totem collectif ».

En conclusion, « le culte que l'individu organise pour soi-même et, en quelque sorte, dans son for intérieur, loin d'être le germe du culte collectif, n'est que celui-ci approprié aux besoins de l'individu ».

Que célèbre-t-on dans le culte totémique ? Les représentations figurées du totem, les animaux et les végétaux dont les membres du clan portent le nom, les membres du clan eux-mêmes, toutes ces choses sont déclarées également sacrées. On peut donc légitimement penser que leur caractère religieux ne réside dans aucun des attributs qui les distinguent, mais d'un principe qu'ils ont en commun. « En d'autres termes, le totémisme est la religion, non de tels animaux ou de tels hommes, ou de telles images, mais d'une sorte de force anonyme et impersonnelle, qui se retrouve dans chacun de ces êtres, sans pourtant se confondre avec aucun d'eux. Nul ne la possède tout entière et tous y participent. Elle est tellement indépendante des sujets particuliers en qui elle s'incarne, qu'elle les précède comme elle leur survit. »

Dans beaucoup de tribus américaines, notamment celles appartenant à la famille des Sioux, il y a le Dieu suprême *Wakan.* Tous les autres Dieux sont dérivés de cette forme supérieure de *Wakan.* Le *Wakan* n'a pas d'être personnel, il n'est représentable sous aucune forme, ne peut être défini ni par des attributs ni des caractères. « Il comprend tout mystère, tout pouvoir secret, toute divinité » : c'est « le Pouvoir, d'une manière absolue, sans épithète ni détermination d'aucune sorte ». Dans chacun des autres Dieux, seul un aspect de ce pouvoir est présent. Le Wakan des Sioux correspond à l'Orenda des Iroquois, au Pokunt des Shoshone, au Manitou des Algonquins, au Nauala des Kwatiutl, etc. En Mélanésie, c'est cette même force impersonnelle, diffuse dans tout l'univers, qui est aussi une force d'influence, qu'on appelle Mana. Le principe totémique consiste à brider cette force dans les limites de certains êtres et de certaines choses. Le Mana (Wakan) est une « abstraction généralisée du totem », tout comme le totémisme est une spécialisation du Mana (Wakan). Il s'agit des forces par lesquelles les divers phénomènes de la nature s'expliquent : c'est en même temps la source de la vie et les substances vitales qui existent dans chaque espèce. Ce ne sont vraisemblablement pas les sensations provoquées par le totem qui ont conduit à l'hypothèse de l'existence du Mana-Wakan puisqu'en règle générale, les animaux totémiques ne sont pas de nature à donner naissance à de si puissantes impressions : il s'agit surtout de rats, de fourmis, de chenilles, de lézards, etc.

Arrêtons-nous à ces dernières données pour proposer une hypothèse qui se sépare définitivement de celle de Durkheim selon qui ce que la société célèbre ainsi, c'est en réalité la société elle-même[15]. Ces

---

[15] « [Le totem] exprime et symbolise deux sortes de choses différentes. D'une part, il est la forme extérieure et sensible de ce que nous avons appelé le principe ou le dieu totémique. Mais d'un autre côté, il est aussi le symbole de cette société

créatures minables, ces *riens* qui sont utilisés dans les cultes totémiques ne le sont justement pas pour *rien :* leur existence surfit elle seule à prouver la puissance du Grand Principe. Car comment ces quasi-inexistences réussissent-elles à survivre dans un monde aussi féroce, dans une jungle aussi impitoyable, sinon justement par le pouvoir du *Mana-Wakan,* parce que Dieu est puissant ? En ce sens, ils produisent, rien que par leur présence, de fortes sensations. Qu'ils s'en sortent, dans cette lutte pour la vie, eux qui n'ont aucune force, prouve bien qu'il y a Autre chose, un support Extérieur, un Ailleurs où se décident les lois de la vie. La preuve que ce Principe est grand, c'est l'existence de ces êtres vivants minables. Ce que Durkheim évoque sans cesse, sans jamais aller jusqu'au bout, préférant se cantonner aux forces sociales, c'est cette force créatrice qui est à la fois la vie, les substances vitales et les propriétés du

---

déterminée qu'on appelle le clan. C'en est le drapeau ; c'est le signe par lequel chaque clan se distingue des autres, la marque visible de sa personnalité, marque que porte tout ce qui fait partie du clan à un titre quelconque, hommes, bêtes et choses. Si donc il est, à la fois, le symbole du dieu et de la société, n'est-ce pas que dieu et la société ne font qu'un ? Comment l'emblème du groupe aurait-il pu devenir la figure de cette quasi-divinité, si le groupe et la divinité étaient deux réalités distinctes ? Le dieu du clan, le principe totémique, ne peut donc être autre que le clan lui-même, mais hypostasié et représenté aux imaginations sous les espèces sensibles du végétal et de l'animal qui sert de totem. » (*Ibid.*, p. 365).

vivant, dont il se détourne après l'avoir approchée au plus près ; ce n'est pas la société ni la représentation sociale/individuelle de la société, c'est le pouvoir de création.

Le lecteur d'aujourd'hui sera très surpris que Durkheim n'arrive pas à cette conclusion puisque les sociétés qu'il étudie excluent explicitement le père du procès de la conception ou relèguent le rôle de l'acte sexuel dans la formation du futur enfant à un plan complètement accessoire. Elles en arrivent exactement au point de dire que cela se passe entre la mère et l'âme de l'ancêtre, la mère et l'esprit du Dieu, la mère et les forces qui habitent le lieu où elle a attrapé l'enfant, etc. Ce que Durkheim lui-même note : « De même que la société n'existe que dans et par les individus, le principe totémique ne vit que dans et par les consciences individuelles dont l'association forme le clan. Si elles ne le sentaient pas en elles, il ne serait pas ; ce sont elles qui le mettent dans les choses. Il est donc nécessité à se partager, à se fragmenter entre elles. Chacun de ces fragments est une âme. Un mythe que nous trouvons dans un assez grand nombre des sociétés du centre [de l'Australie], et qui, d'ailleurs, n'est qu'une forme particulière [d'une multitude d'autres mythes similaires], montre mieux encore que telle est bien la matière dont est faite l'idée d'âme. Dans ces tribus, la tradition met à l'origine de chaque clan, non pas une pluralité d'ancêtres, mais deux seulement, ou même un seul. Cet être unique, tant qu'il resta ainsi solitaire, contenait en soi l'intégralité du principe totémique, puisque, à ce moment, il n'existait encore rien à quoi ce principe ait pu se communiquer. Or, suivant la même tradition, toutes les âmes qui existent, et celles qui animent présentement le corps des hommes et celles qui, actuellement inemployées, sont en réserve pour l'avenir, seraient issues de ce personnage unique ; elles seraient faites de sa substance. *En se mouvant sur la surface du sol, en s'agitant, en se secouant, il les aurait fait sortir de son corps et les aurait semées dans les divers lieux qu'il passe pour avoir traversés.* N'est-ce pas dire, sous une forme symbolique, que ce sont des parcelles de la divinité totémique ? [...] D'après Strehlow, l'âme, une fois définitivement affranchie du corps par les rites du deuil, ne se réincarnerait plus à nouveau. Elle s'en irait à l'île des morts, où *elle passerait les jours à dormir et les nuits à danser, jusqu'à ce qu'il ait plu sur la terre.* À ce moment elle reviendrait au milieu des vivants et jouerait le rôle de génie protecteur auprès des fils en bas âge, ou à leur défaut, auprès des petits-fils que la mort a laissés derrière lui ; elle s'introduirait dans leur corps et en faciliterait la croissance. »[16] Il me semble évident qu'il est ici question d'un coït phénoménal entre le possesseur d'un énorme phallus et la terre (mère).

[16] *Ibid.*, pp. 433-434 (mes italiques).

III. F(reud), G(raf), H(erbert, anna)

Le mystère de la création s'offre à l'enfant sous la forme d'une énigme qu'il résout par la théorie du phallus de la mère[17]. Par ses questions, l'enfant angoisse les adultes (les pères pour les garçons) qui finissent par lui dire : *cette histoire-là ne dépend ni de toi ni de moi, elle se passe entre Dieu et ta mère !* Notre lecture du cas du petit Hans, nous a conduit à cette théorie de certaines populations de la Mélanésie et du centre de l'Australie, qui semblent ignorer le rôle du père et de l'acte sexuel dans la procréation. Et nous comprenons aussi que Freud cite les relations que Hans développe avec les animaux comme preuve d'un « retour infantile du totémisme ». De façon tout à fait générale, on peut penser que le cheval est un Totem raté, et la girafe (que le père a dessinée tout au début), un Fétiche insuffisant, qui n'a pas réussi à remplir sa fonction. Il faut maintenant essayer de comprendre les motifs du choix de ces animaux par Hans. Et d'autre part la place prééminente dans la filiation et la transmission que Hans octroie à Freud. Place que Freud occupait déjà pour le couple Graf (« cette famille qui offrit à Freud une patiente, un adepte et un

[17] On peut ajouter : « et du père », à condition que l'on n'oublie pas qu'il ne s'agit pas du père qui chasse Hans du lit conjugal, mais d'un autre.

des cinq cas les plus célèbres »[18]). Hans au fond n'a fait que lui reconnaître cette place. Le reconnaître à cette place.

Rappelons *les faits :* 1) « L'année de la parution de la *Traumdeutung,* Olga Hônig est en traitement chez Freud ; elle en parle au jeune homme qui lui fait la cour, Max Graf. Cette méthode « par questions et réponses », suscite chez lui une intense fermentation psychique ; grâce à la psychanalyse, il pense pouvoir éclairer l'énigme de la création artistique. [...] C'est avec empressement que Max Graf accepte l'invitation de Freud, « ce chercheur singulier dont tout Vienne se moquai t», et il rejoint le petit noyau du mercredi » 2) « A l'occasion de la naissance de son fils Herbert, en avril 1903, il interroge Freud : faut-il le circoncire ? « Quand mon fils est né, je me suis demandé si je ne devais pas le soustraire à la haine antisémite que le docteur Lueger, un homme très populaire à Vienne, prêchait alors. Je n'étais pas certain s'il ne valait pas mieux élever mon fils dans la foi chrétienne. Freud me conseilla de ne pas faire ça. *Si vous ne laissez pas votre fils grandir comme un Juif,* répondit Freud, *vous allez le priver de ces sources d'énergie qui ne peuvenl être remplacées par rien d'autre. Il aura à se battre comme un Juif et vous devez développer en lui toute*

[18] Lydia Flem, *La vie quotidienne de Freud et de ses patients,* Paris, Hachette, 1986, p.68.

l'énergie dont il aura besoin pour ce combat. Ne le privez pas de l'avantage. » (Freud = celui qui raccourcit, donc qui peut allonger les fait-pipis). 3) « Trois ans plus tard, pour l'anniversaire de cet enfant dont il a peut-être marqué le corps, Freud grimpe les quatre étages qui mènent à l'appartement des Graf à la Fuchstallergasse, portant dans ses bras un cadeau : *un cheval à bascule en bois...* » (cf. la cigogne qui monte les escaliers). 4) « A sa requête, Max Graf observe les mots et les gestes de la vie sexuelle de son fils et en fait un rapport régulier à Freud qui, pensait la bonne bourgeoisie viennoise, « voyait le sexe en chaque chose » et dont il était « de mauvais goût [...] de mentionner le nom en présence de dames. » Et un jour de 1908, peu avant les cinq ans d'Herbert, le père écrit à Freud que son fils est atteint d'un trouble nerveux, d'une *bêtise : la peur d'être mordu dans la rue par un cheval...* Ainsi, Herbert est-il devenu le petit Hans. »

Rappelons *les questions :* « À qui fait-il plaisir ainsi ? Au père, disciple loyal, à la mère qui n'a pas fait le deuil de son analyste, au professeur lui-même, son parrain en quelque sorte, qui a besoin de confirmer ses idées sur la sexualité infantile et le complexe d'Œdipe ? »[19]

---

[19] Lydia Flem, op. cité, pp. 68-69.

Sans souscrire à l'hypothèse complexe du fantôme[20] - ni la rejeter - l'on s'accordera avec l'idée de la nécessité de prendre en considération « l'inconscient du père ou de la mère, où sont inscrites leurs craintes non énoncées, leurs appréhensions, les causes de leur servitude, leurs défauts cachés. Cela même qui fait qu'ils ne sont pas les dieux d'unité et de cohérence, de témérité et de puissance que l'enfant petit souhaiterait »[21]. Pour cette école (Maria Torok, Nicolas Abraham, Barbro Sylwan), Freud était le fantôme gênant du petit Hans : « Cet absent,

---

[20] « On appelle « fantôme », en général, une formation dans l'inconscient dynamique, qui s'y est installée, non du fait d'un refoulement propre au sujet, mais du fait d'une *empathie directe du contenu inconscient ou renié d'un objet parental.* C'est dire qu'il s'agit là d'une formation qui n'a pas été, en tant que telle, le produit de l'autocréation du sujet par le jeu des refoulements et des introjections. C'est dire encore que le fantôme qu'il porte en lui lui est étranger. C'est dire enfin que les diverses manifestations du fantôme, que nous appelons *hantise,* ne sont pas directement reliées à la vie pulsionnelle et ne sont pas à confondre avec des retours du refoulé. Bien au contraire le fantôme se manifeste volontiers - et c'est alors qu'on s'en aperçoit le mieux -comme une gêne pour J'introjection de la vie pulsionnelle propre, au travers des interdits qui régulent celle-ci et la mettent en forme. » (Maria Torok, « Histoire de peur. Le symptôme phobique : retour du refoulé ou retour du fantôme ? » (1975), in N. Abraham, M. Torok, *L'écorce et le noyau* (1978), Paris, Flammarion, 1987, pp. 434-445, p.439).

[21] *Ibid.*, p.438.

omniprésent, n'était autre que la personne de Freud lui-même. [...] Les deux parents, au lieu de s'appartenir pleinement l'un à l'autre, apparaissent comme polarisés par Freud et, par conséquent, peu aptes à répondre aux exigences d'élaboration œdipienne de l'enfant. Celui-ci ne pouvait qu'osciller à travers le double destin ; servir d'objet-plaisir et d'objet-peur par rapport à un absent médiatisé par père et mère respectivement.

Objet-plaisir dans le rapport du père avec Freud et objet-peur dans le rapport de la mère avec, probablement, sa propre mère, transférée sur son ex-analyste, substitut d'une fixation maternelle. De ce dernier aspect de la situation de Hans témoigne le moment dynamique précis où éclate la phobie. C'est le moment même où le fantôme de Freud entre en scène. L'événement est connu : il s'agissait du « fait-pipi » de Hans : lors d'une toilette, la mère refusait « d'y mettre le doigt » qualifiant ce geste - réclamé par l'enfant - de « cochonnerie ». L'enfant n'est pas sourd. Comment n'entendrait-il pas la voix fantomatique qui répète une ancienne injonction faite à sa mère de ne pas mettre son « doigt » là où il ne faut pas ? Curieusement [...] elle ne dit pas « la main », mais « le doigt ». [...] Il ne s'agit pas de son « fait-pipi » à lui, mais de son « fait-pipi » à elle, Maman [...]. Serait-ce le Professeur qui lui interdit d'y toucher ? Maintenant, Maman n'est qu'une petite fille dépitée et contrite, obéissant à un adulte sévère. Et certes, une mère peut, sans dommage, énoncer un interdit sur la masturbation, mais à la condition expresse qu'elle ne fasse pas figure de victime passive. [...] Pourquoi [...] ce fantôme a-t-il pour nom : « cheval », Pferd ? Et pourquoi ce « cheval » a-t-il quelque chose de noir autour de la bouche (Mund) ? [..] Il faut avoir peur de Freud (Pferd), il y a quelque chose de pas clair autour de Sigmund (Mund). C'est lui qui retient le plaisir (Freud) de maman. »[22] L'on sait aussi qu'Herbert Graf ne se reconnaîtra dans le Hans de l'histoire de « Si-Gmund » « Freud » que par les passages sur Gmund-en et Pferd, bien que pendant toute son enfance, son père n'ait eu que le Professeur Sig-Mund à la bouche (Mund).

Ces contributions sont fort intéressantes en ce qu'elles permettent d'éclaircir certains détails. Cependant elles ne touchent pas au fond de l'affaire qui est : « Quelle est la force d'où vient la puissance de création ? » (Il faut se rappeler que c'est la naissance d'Hanna qui a transformé le petit Hans en véritable détective « privé »). Hans répond à cette question en disant que cette force, c'est le phallus. Il lui reste encore à établir qui, avec la mère, possède le phallus. Le père intervient chaque fois pour dire : « le phallus,

---

[22] *Ibid*, pp. 441-442.

en fait, c'est quoi ! » Ce qui fait que Hans l'envoie paître. Le cheval a les traits de l'objet winnicottien : pour que Hans ait pu le créer, il a fallu qu'il soit déjà là[23], sous la forme du cadeau de Freud, dans les incidents de la vie quotidienne de l'époque auxquels Hans a pu assister (la mise en garde d'un enfant contre les chevaux qui mordent, le renversement de la voiture lourdement chargée tirée par deux chevaux, la blessure du petit camarade jouant à dada, etc.) et dans son livre d'images où *le cheval côtoie la cigogne* rendue responsable de l'arrivée d'Hanna. Le cheval, au grand fait-pipi - qui, en tant que tel, peut donc représenter le propriétaire du grand phallus, c'est-à-dire le pouvoir de création - est dans une relation de contiguïté avec la cigogne aux longues pattes et au long cou. La cigogne aurait pu être un animal sur lequel soit déplacé le phallus sous la forme d'un fétiche, mais il n'est pas en mesure de rivaliser avec le grand animal et d'en conjurer la peur. Alors Hans trouve à la cigogne un

---

[23] « Le sein est créé et sans cesse recréé par l'enfant à partir de sa capacité d'aimer ou, pourrait-on dire, à partir dc son besoin. Un phénomène subjectif se développe chez le bébé, phénomène que nous appelons le sein de la mère. La mère place le sein réel juste là où l'enfant est prêt à le créer, et au bon moment. » (D. W. Winnicott, « Objets transitionnels et phénomènes transitionnels », in *Jeu et réalité. L'espace potentiel* (1971), Paris, Gallimard, 1975, pp. 7-39).

substitut : la girafe dessinée par le père et à laquelle Hans ajoute un fait-pipi « plus long ».

Pourquoi le fétiche n'a-t-il pas pu fonctionner ? Parce qu'il s'est superposé au phallus au lieu de se substituer à lui. Dans son texte sur le *Fétichisme*[24], Freud donne l'exemple de ce fétiche qui est le substitut et le reste d'une langue perdue, d'une certaine éducation sociale perdue et le symbole d'un transfert. Le fétiche est donc le produit d'une histoire. « Les renseignements fournis par l'analyse sur le sens et la visée du fétiche étaient les mêmes dans tous les cas », c'est-à-dire qu'ils ont révélé que le fétiche était le substitut d'une ancienne croyance à laquelle l'enfant a dû renoncer et la marque de cette disparition même. (Le fétiche a donc ici le sens que lui donne Durkheim). Normalement, ce « pénis tout à fait particulier » est abandonné, mais « le fétiche est justement là pour le garantir contre la disparition ». Le fétiche est le substitut du phallus de la femme (de la mère). L'enfant refuse d'admettre que sa croyance est fausse, il est « paniqué » à cette idée. Par le fétiche, il abandonne sa croyance en sauvant ce qui peut l'être. Ce phallus dont l'existence s'imposait d'elle-même à l'enfant, qui lui était extérieur, devient, par ce procédé, une propriété psychique personnelle, un « monument » qu'il érige

[24] Sigmund Freud, « Le fétichisme » (1927), in *La vie sexuelle,* Paris, PUF, 1969, pp. 133-138.

pour échapper à l'angoisse de castration. Le fétiche est donc : 1) le signe d'un triomphe sur la menace de castration ; 2) une protection contre cette menace. Le fétiche est personnel, non reconnu par les autres ; Il facilite la vie au sujet en lui permettant d'obtenir la satisfaction sans difficulté. Il est donc bien une force qui complète la sienne propre. Alors que ceux qui n'ont pas de fétiche connaissent une existence remplie de complications, le fétichiste n'a pas beaucoup d'efforts à fournir. Le processus de fétichisation ressemble à un arrêt sur image dans le déroulement d'une histoire filmée. Le dernier signe d'avant la catastrophe devient le moyen de se prémunir contre celle-ci. Le pied, la chaussure sont ce que le sujet voit avant le pénis absent de la mère s'il veut visionner celui-ci par en-dessous. « La fourrure et le satin fixent le spectacle des poils génitaux qui auraient dû être suivis du membre féminin ardemment désiré. » La lingerie joue le même rôle. Dans les cas où il y a chez le garçon - le fétichiste est souvent un mâle - une forte identification au père, il vénère le fétiche en même temps qu'il se comporte avec lui comme s'il ne perdait pas une occasion de le castrer. Le père, en tant que castrateur, est dans lui. Ainsi Hans garde-t-il intacte et froisse-t-il la girafe.

Dans *Le clivage du moi*[25], Freud revient sur ce moment de saisissement qui déstabilise l'enfant et où il doit se décider soit de faire comme si de rien n'était, soit de renoncer à son point de vue habituel. Le moi de l'enfant a une certaine habitude au service de puissantes motions pulsionnelles ; un jour, il se rend compte qu'il se met en danger s'il continue à satisfaire ses revendications pulsionnelles ; il est soudain effrayé et doit se décider. « C'est donc un conflit entre la revendication de la pulsion et l'objection faite par la réalité. L'enfant [...] répond au conflit par deux réactions opposées, toutes deux valables et efficaces. D'une part, à l'aide de mécanismes déterminés, il déboute la réalité et ne se laisse rien interdire ; d'autre part, dans le même temps, il reconnaît le danger de la réalité, assume, sous la forme d'un symptôme morbide, l'angoisse face à cette réalité et cherche ultérieurement à s'en garantir. » Devant cet « effroi terrible », l'enfant peut aussi se créer « un substitut au pénis de la femme, en vain cherché : un fétiche ». Dès qu'il se crée ce fétiche, une forte angoisse *d'être dévoré* - chez Hans : d'être mordu - par le père apparaît, c'est-à-dire que la libido subit une régression au stade oral[26]. Le père,

[25] Sigmund Freud, « Le clivage du moi dans le processus de défense » (1938), in *Résultats, idées, problèmes II,* Paris, PUF, 1984.

[26] « Nous savons déjà que le petit Hans indiquait comme contenu de sa phobie la représentation où il se voyait mordu par

l'angoissant personnage incarnant la menace extérieure, devient un sorcier (au sens africain). Et

---

le cheval. Cela étant, nous avons acquis par la suite un aperçu de la genèse d'un autre cas de phobie d'animaux, dans laquelle l'animal d'angoisse était le loup : ce dernier avait toutefois pareillement la signification d'un substitut du père. En relation à un rêve, que l'analyse put élucider, se développa chez ce jeune garçon l'angoisse d'être dévoré comme un des sept chevreaux dans le conte. Le fait, attesté, que le père du petit Hans ait joué avec lui au « dada », fut sans doute déterminant pour le choix de l'animal d'angoisse ; de même dans le cas de ce Russe, que j'analysai seulement à une époque où il avait entre vingt et trente ans, il apparut pour le moins très vraisemblable que son père avait, en jouant avec le petit enfant, mimé le loup et l'avait menacé, pour rire, de le dévorer. Depuis, j'ai trouvé un troisième cas, un jeune Américain chez qui, il est vrai, ne s'est pas formée une phobie d'animaux, mais qui, précisément par cette absence, aide à comprendre les autres cas. Son excitation sexuelle s'était allumée à propos d'une histoire enfantine fantastique qu'on lui avait lue, et où il était question d'un chef arabe à la poursuite d'une personne faite de substance comestible *(le Gingerbreadman)* pour la dévorer. Lui-même s'identifiait à cet humain comestible, et il était facile de reconnaître dans le chef un substitut du père. Ce phantasme fut le premier support de son activité autoérotique. Toutefois, il faut préciser que la représentation de la dévoration par le père fait partie d'un fonds archaïque et typique de l'enfance, et les analogies que l'on pourrait tirer de la mythologie (Kronos) ou de la vie des animaux sont universellement connues. » (Sigmund Freud, *Inhibition, symptôme et angoisse* (1926), Paris, PUF, 1951, p. 23).

quand le père, dans sa réalité, ne correspond pas à cette figure, l'enfant le conduit à lui ressembler par quelques traits, comme le fait Hans : « Nous avons, dans le réel, un père tout à fait insuffisant par rapport au personnage effrayant que pose le mythe, par rapport au père terrible du complexe d'Œdipe. [...] [Hans] exprime le besoin d'être puni, c'est-à-dire de coller au mythe et, si le père n'est pas assez terrible, s'il ne bat pas suffisamment, il faut le forcer, l'inventer ; d'où cette scène [...] où Hans a foncé la tête la première dans le père pour essayer de le susciter dans son rôle de père punissant et jouant sa fonction. »[27]

Proposons cette formule dont l'approfondissement nous éloignerait de l'objet de cette réflexion[28]. Le père se présente sous ces deux aspects : 1) le père œdipien, le persécuteur, l'angoissant support du surmoi (le sorcier) ; 2) le fétiche, le protecteur, le porteur de l'idéal du moi (l'ancêtre). Ce qui rejoint certaines formulations lacaniennes : 1) « Pour que le complexe de castration soit par le sujet véritablement vécu, il faut que le père réel joue vraiment le jeu. Il faut qu'il assume sa fonction de père castrateur, la fonction du

---

[27] Jean Laplanche, *Problématiques 1. L'angoisse* (1980), Paris, PUF, coll. Quadrige, 1998, p. 86-87.

[28] cf. Aboubacar Barry, *Le corps, la mort et l'ethnie du lignage. L'ancêtre et le sorcier en clinique africaine,* Paris, L'Harmattan, 2001.

père sous sa forme concrète, empirique, et j'allais presque dire dégénérée, en songeant au personnage du père primordial et la forme tyrannique plus ou moins horrifiante sous laquelle le mythe freudien nous l'a présenté. C'est dans la mesure où le père, tel qu'il existe, remplit sa fonction imaginaire dans ce qu'elle a, elle, d'empiriquement intolérable, et même de révoltant quand il fait sentir son incidence comme castratrice, et uniquement sous cet angle - que le complexe de castration est vécu. » 2) « La consultation chez Freud à laquelle le petit Hans a été emmené par son père [...] est pour moi l'illustration de ce dédoublement, voire de ce détriplement de la fonction paternelle sur laquelle j'insiste comme étant essentielle à toute compréhension de l'Œdipe aussi bien que d'un traitement analytique en tant que tel, pour autant qu'il faut entrer en jeu le *nom du père.* Le père conduit Hans devant Freud, qui représente le super-père, le père symbolique. »[29] Ce qui rejoint aussi l'ordonnancement alphabétique des générations symboliques : 1) F(reud) ; 2) G(raf) ; 3) H(erbert, anna).

---

[29] Jacques Lacan, *Le Séminaire livre IV : La relation d'objet,* op. cité, pp. 364-365 et 324

IV. H(edwig), H(an-s, an-na)

Dans le symptôme de Hans, nous voyons qu'il y a comme une sorte de confluence entre trois courants (au moins) hétérogènes, qui sont des « mouvements » de vie ; d'un côté, il y a bien sûr l'ensemble des expériences du petit garçon, expériences qui lui permettent de construire une théorie qui va être éprouvée par la venue au monde d'Hanna ; d'un autre côté, il y a l'histoire du couple de ses parents, de leur rencontre avec Freud dont le père est le disciple et la mère une ancienne patiente ; le père donne à ses enfants une certaine marque qui représente un objet d'amour perdu : Pourquoi fait-on des enfants ? Pour conserver ce qu'on a perdu : « En nommant « Hans » le petit Herbert Graf, Freud ne mesurait pas la puissance de cette initiale « H » : on tient en effet du père de Hans que, amoureux d'une certaine Hedwige, faisant le deuil de cet amour impossible, il s'obstina à attribuer à ses rejetons des prénoms commençant par cette « aspirée » (« H » comme « Hans » et comme « Hannah »). Ainsi celle dont il griffonnait le nom partout se trouve-t-elle incarnée, avec sa valeur de *Sehnsucht* érotisée, dans la nomination de ses propres enfants. En choisissant le prénom « Hans » pour nommer le personnage de son histoire, prénom auquel le père avait songé dans sa chasse aux « H », l'auteur reconduisait encore la magie signifiante d'un nom qui, d'avance, choisit son destinataire... »[30]

Il se trouve que rien de tout ceci n'était ignoré de Freud. Car ce n'est pas seulement dans son texte de 1943 (après la mort de Freud donc), comme l'écrit Assoun, que Max Graf donne ces indications. Il en avait parlé, le 8 avril 1908 aux séances psychanalytiques du mercredi, pendant que son fils était encore malade (puisque la phobie et l'analyse ont pris fin le 2 mai) et avant la publication de l'histoire du cas par Freud donc (1909). D'autre part, dans cette première mention de l'importance de cette lettre « H », Max Graf n'en parle pas comme d'un choix volontaire et délibéré, mais plutôt comme le résultat d'une détermination inconsciente (qui l'amène d'ailleurs à évoquer des cas de télépathie). Voici ce qu'on peut lire dans les *Minutes :* « Graf cite un exemple de la détermination dans le choix des noms. Son fils s'appelle Herbert ; sa fille, Hanna. Étant étudiant, Graf était amoureux d'une cousine nommée Hedwig ; les noms de ses deux enfants commencent par un H, la lettre qu'étudiant il inscrivait partout, fier de la belle écriture dont il la traçait (il avait envisagé aussi de nommer son fils Harry ou Hans). Graf relate ensuite deux cas de télépathie qui lui sont arrivés

[30] Paul-Laurent Assoun, *Introduction à la métapsychologie freudienne.* Paris, PUF, coll. Quadrige, 1993, pp. 229-230.

personnellement. Après son mariage, il pensa un certain jour à son amour de jeunesse, à sa cousine, avec beaucoup d'intensité et crut à plusieurs reprises la voir dans la rue. Plus tard, sa mère lui dit que sa cousine, venant de Trieste, s'était effectivement trouvée à Vienne ce jour-là. Le second cas se produisit avec sa femme ; un jour, pendant leurs fiançailles, il rompit soudain avec elle et ils n'entendirent plus parler l'un de l'autre pendant quatre semaines. À la fin de cette période, alors qu'il se trouvait à une joyeuse fête, il eut soudain la nostalgie de sa femme et lui écrivit. Le lendemain, il reçut une lettre d'elle ; leurs lettres s'étaient croisées. »[31]

J'ignore si la mère de Herbert s'appelle réellement *Honig* comme l'écrit Lydia Flem ou Boenig comme l'écrit Harry Stroeken. En décidant de nommer « Hans » le héros de son histoire, Freud accorde toute son importance à cet objet d'amour, inscrit dans la progéniture de Max Graf ; que celle-ci soit constituée de garçon ou de fille, ces enfants différents restent identiques, représentant tous l'éternelle Hedwig : *Han-s-na* (les trois lettres restantes donnant à leur tour formant *a-n-s).* Ce choix constitue au fond une interprétation clôturante de la situation, que Freud n'a,

[31] Herman Nunberg, Ernst Federn, *Les premiers psychanalystes. Minutes de la Société psychanalytique de Vienne I. 1906-1908* (1962), Paris, Gallimard, 1976, p. 382

en toute probabilité, ni décidé de faire, ni même conçue clairement, mais qui lui a échappé en quelque sorte, « sans rattrapage possible »[32].

V. Psychose et tentation totémique

J'ai rencontré Fernand en 1989 au Centre hospitalier spécialisé Philippe Pinel d'Amiens où j'effectuais un stage. Il avait été hospitalisé après une tentative de suicide qu'il avait faite parce qu'il croyait avoir envoyé la terre « dans un monde sans lumière et sans chaleur ». Avant son hospitalisation, il faisait une formation d'analyste-programmeur. Quand nous nous

---

[32] « Un analyste qui formulerait clairement ses interprétations en lui-même avant de les dire serait en proie à une obsessionnalisation qui ignorerait le message de l'inconscient (le sien) *y compris les risques de lapsus,* sans rattrapage possible. J'ai remarqué que certaines de mes interprétations étaient agrammaticales et c'est tant mieux, car je fournissais ainsi du matériel à mon patient sur mon contretransfert, en maintenant un discours vivant, qui n'était pas coupé de ses racines inconscientes à travers l'élaboration préconsciente. Toute interprétation relève du préconscient parce que l'interprétation est le double résultat d'une formation de pensées et d'une mise en mots comme l'inconscient, est mise en scène de représentations et d'affects. » (André Green, « Le silence du psychanalyste » (1979), in *La folie privée. Psychanalyse des cas-limites,* Paris, Gallimard, 1990, pp. 317-346, p. 324).

sommes connus, il fréquentait assidûment le centre d'animation du service où il modelait des statuettes qu'il offrait à sa mère et à sa sœur. Pendant longtemps il faisait le même dessin. Il lisait beaucoup les romans de Philip K. Dick.

« *Je croyais* m'avait-il expliqué, *que les hommes allaient construire Dieu plus tard, qu'ils allaient créer des machines artificielles à la place du soleil, des planètes. L'une de ces machines deviendrait Dieu. Je croyais que j'étais le Dieu humain. Je pensais que ma parole avait pouvoir de création, ce qui me coinçait et je ne pouvais rien dire : je devais faire attention à ce que je disais. Je croyais que j'étais Dieu, mais je ne pouvais pas faire partager ma croyance à quelqu'un.*

Une nuit je dormais, et puis je me suis mis à faire des bonds de carpe. J'ai eu, cette nuit-là, des contacts avec les êtres de l'avenir, les ordinateurs spéciaux. Ces machines étaient les créateurs, deviendraient les créateurs, mais il y avait un Dieu humain, et c'était moi. Elles seront créées à l'avenir, mais elles voyageront dans le temps et partout. Les hommes auront une connaissance complète de la physique.

Après la mort, on est recyclé et envoyé dans le passé ou à l'avenir selon qu'on s'est bien conduit ou pas. Les animaux aussi sont recyclés, car ils ont des âmes quand même, même si elles sont plus simples. Il y en a même dont l'âme se promène après la mort : les singes : ils restent simples et cruels, mais ils apprennent à squatter les humains.

Je faisais des trucs avec les plumes de chouettes. Toutes les nuits j'allais voir les chouettes dans les bois... Je mettais des plumes de chouettes autour de moi pour que les sorciers ne puissent pas me faire du mal. Quand j'entendais une chouette, je pensais que c'était moi qu'elle appelait. Les chouettes me faisaient promener d'un arbre à l'autre, jusqu'à ce que je rencontre le cerf. Un être extraordinaire, hypnotique, contenant un visage humain. La sensation du corps du cerf en nous... Je me promenais par moins 20 degrés, avec une casserole remplie de vin pour le cerf, mais c'était moi qui le buvais. Le goût, il l'avait en même temps que moi. Les chasseurs savent la grandeur du cerf. Les cerfs sont représentés dans les cavernes : animal important pour les primitifs. Les sorciers portent des têtes de cerf dans toutes les civilisations.

Je voulais emmener des copains avec moi dans les bois, mais ils avaient peur. Moi, je n'avais pas peur. Sauf de croiser les sangliers. Une sacrée peur des sangliers. Mais j'y allais quand même. Quand je rentrais, j'avais peur d'en parler, le paroxysme de la peur.

Le soleil est le symbole du moral, il est lumineux. La lumière plus la chaleur procure le bien-être. D'ailleurs, quand il y a du soleil, on dit qu'il fait beau. J'avais l'impression que tout dépendait de moi, que le soleil se levait parce que je le voulais. Par une nuit sans lune et sans étoiles, j'étais persuadé d'avoir envoyé la terre dans un monde sans lumière. J'ai essayé de me couper les veines, mais ça n'a pas marché, le sang a coagulé. J'ai voulu me pendre, mais je ne savais pas faire de nœud coulant. J'ai voulu m'enfuir, mais chaque fois que je tentais de sortir, une voiture arrivait et braquait ses phares sur la porte. Je pensais que c'était la gendarmerie qui était alertée et que j'allais être pendu à l'aube. Je me suis vêtu en conséquence... Mais le matin, le soleil était là... Moi qui pensais que j'avais envoyé la terre dans un monde sans lumière... Je suis allé voir le médecin : piqûres plus Pinel.

Je faisais toujours le même dessin : un désert orange, un ciel bleu, le soleil, des arbres noirs sans feuilles. Les dessins étaient tellement lumineux qu'il me fallait faire des arbres noirs au premier plan ; ils sont des présences qui peuplent le désert. Noirs pour qu'ils se détachent mieux du fond. Ils étaient d'ailleurs un peu agressifs, mes arbres, avec des griffes. Le désert symbolisait la tranquillité. Le désert orange, la réponse de la terre au soleil. Le dessin, une symbolique de moi, un état d'esprit de moi, un paysage spirituel.

Mes statuettes représentent la Sainte Vierge. Quand je fais une statuette, c'est mon âme que je nettoie. Je la purifiais pour l'offrir à ma sœur ou à ma mère. »

Dans ce délire, l'autoprotection, la sauvegarde de soi, m'avait semblé constituer une préoccupation particulièrement importante. L'élection des chouettes au rang d'oiseaux messagers et d'objets fétiches (protecteurs) m'avait semblé pouvoir s'expliquer par le clivage entre le sens de l'adjectif *chouette :* « agréable » et l'expression familière *vieille chouette :* « (femme) désagréable ». Pour conjurer les *sorts,* au lieu de toucher du *bois,* Fernand *sort* et se rend dans les *bois* pour tenter de rencontrer cet animal qui y vit et qui lui porte lui-même des *bois.* Le cerf, ce Maître des bois, constitue pour ces raisons l'animal totémique auquel Fernand fait des offrandes. Le sanglier, ce porc (« sale ») qui grogne « mécontentement ») et grommelle « parle indistinctement, inintelligiblement »), comme s'il était constamment fâché est un animal dont il faut avoir peur, un animal phobique[33].

En guise de conclusion

Je n'ai pas tenu compte ici des thèses complexes que Claude Lévi-Strauss développe sur le totémisme, parce qu'il n'y est pas poussé par les mêmes préoccupations. Alors que Durkheim et Freud s'occupent essentiellement d'impressions, de « pulsions et émotions » des acteurs, Lévi-Strauss lui privilégie l'intellect et « l'esprit » : « En vérité les pulsions et les émotions n'expliquent rien ; elles résultent toujours soit de la puissance du corps, soit de l'impuissance de l'esprit. Conséquences dans les deux cas, elles ne sont jamais des causes. »[34] Les perspectives sont donc très éloignées les unes des autres. Pour une appréciation argumentée de ces conceptions de Lévi-Strauss, le lecteur pourrait se

[33] « Dans la schizophrénie, les mots sont soumis au même processus qui, à partir des pensées latentes des rêves, produit les images du rêve et que nous avons appelé *le processus psychique primaire.* » « On peut tenter de caractériser le mode de pensée des schizophrènes en disant qu'ils traitent les choses concrètes comme si elles étaient abstraites. » (Sigmund Freud, « L'inconscient », in *Métapsychologie* (1915), Paris, Gallimard, 1968, pp. 65-121, pp. 113 et 121).

[34] Claude Lévi-Strauss, *Le totémisme aujourd'hui* (1962), Paris, PUF, p. 107.

reporter à la précieuse mise au point de Patrice Bidou, Jacques Galinier et Bernard Juillerat[35].

Résumé

Durkheim et Freud, chacun dans leurs disciplines respectives, se sont intéressés au système totémique, notamment australien. Ils n'étaient ni l'un, ni l'autre, ethnographes de terrain. Pour Durkheim, se fondant sur ses conceptions sociologiques, l'animal totémique représente la société et le système totémique est le fondement de la religion, une « forme élémentaire de la vie religieuse ». Pour Freud, prenant appui sur la clinique psychanalytique, l'animal totémique représente le père de la horde primitive et le système totémique est garant de la culture humaine, et notamment explique et justifie l'interdit de l'inceste.

Mots-clés : Religions – Cultures – Interdit de l'inceste – Clinique de la phobie et des psychoses

Summury

Durkheim and Freud, each one in his respective discipline, got interested in the totemic system,

[35] Patrice Bidou, Jacques Galinier, Bernard Juillerat, « Arguments » (1999), in *L'Anthropologie psychanalytique, L'Homme, Revue française, d'Anthropologie,* numéro 149.

especially the Australian one. None of them was a field experienced ethnographer. For Durkheim, basing himself on his sociological conceptions, the totemic animal represents the society and the totemic system is the foundation of the religion, an "elementary form of the religious life". For Freud, basing himself in the psychoanalytic clinic, the totemic animal represents the father of the primal horde and the totemic system is the guarantee of the human culture, and especially explains and justifies the proscription of the incest.

Key words : *Religions – Cultures - Proscription of the incest - Clinic of phobia and psychosis*

Bibliographie

Paul-Laurent Assoun (1993), *Introduction à la métapsychologie freudienne.* Paris, PUF, coll. Quadrige.

Aboubacar Barry (2001), *Le corps, la mort et l'ethnie du lignage. L'ancêtre et le sorcier en clinique africaine,* Paris, L'Harmattan.

Patrice Bidou, Jacques Galinier, Bernard Juillerat (1999), « Arguments », in *L'Anthropologie psychanalytique*, *L'Homme, Revue française, d'Anthropologie,* numéro 149.

Émile Durkheim (1912), *Les formes élémentaires de la vie religieuse. Le système totémique en Australie*, Paris, Le Livre de poche, 1991.

Lydia Flem (1986), *La vie quotidienne de Freud et de ses patients,* Paris, Hachette.

Sigmund Freud (1908), « Les théories sexuelles infantiles », in *La vie sexuelle*, Paris, PUF, 1969, pp. 14-27.

Sigmund Freud (1909), « Analyse d'une phobie chez un petit garçon de 5 ans (le petit Hans) », in *Cinq psychanalyses,* Paris, PUF, 1954.

Sigmund Freud (1912-1913), « Le retour infantile du totémisme », in *Totem et tabou. Interprétation par la psychanalyse la vie sociale des peuples primitifs*, Paris, Payot, 1965, pp. 153-241.

Sigmund Freud (1915), « L'inconscient », in *Métapsychologie*, Paris, Gallimard, 1968, pp. 65-121.

Sigmund Freud (1926), *Inhibition, symptôme et angoisse*, Paris, PUF, 1951.

Sigmund Freud (1927), « Le fétichisme », in *La vie sexuelle,* Paris, PUF, 1969, pp. 133-138. Sigmund Freud (1938), « Le clivage du moi dans le processus de défense », in *Résultats, idées, problèmes II,* Paris, PUF, 1984.

André Green (1979), « Le silence du psychanalyste », in *La folie privée. Psychanalyse des cas-limites,* Paris, Gallimard, 1990, pp. 317-346.

Jacques Lacan (1975), *Le Séminaire livre XX : Encore* (1972-1973), Paris, Le Seuil, 1975.

Jacques Lacan (1994), « La structure des mythes dans l'observation de la phobie du petit Hans », in *Le séminaire livre IV : la relation d'objet* (1956-1957), Paris Seuil, 1994, pp.198-408.

Jean Laplanche (1980), *Problématiques 1. L'angoisse*, Paris, PUF, coll. Quadrige, 1998.

Jean Laplanche (1997), « La psychanalyse : mythes et théories », in *Entre séduction et inspiration : l'homme,* Paris, PUF, coll. Quadrige, 1999, pp. 263-292.

Claude Lévi-Strauss (1962), *Le totémisme aujourd'hui*, Paris, PUF.

Herman Nunberg, Ernst Federn (1962), *Les premiers psychanalystes. Minutes de la Société psychanalytique de Vienne I. 1906-1908*, Paris, Gallimard, 1976.

Harry Stroeken (1985), « Le petit Hans », in *En analyse avec Freud*, Paris, Payot, 1987, pp. 105-123.

Maria Torok (1975), « Histoire de peur. Le symptôme phobique : retour du refoulé ou retour du fantôme ? », in Nicolas Abraham, Maria Torok (1978), *L'écorce et le noyau*, Paris, Flammarion, 1987, pp. 434-445.

Winnicott Donald Wood (1971), « Objets transitionnels et phénomènes transitionnels », in *Jeu et réalité. L'espace potentiel*, Paris, Gallimard, 1975, pp. 7-39.

La prostitution de survie a Abidjan

KOUASSI Ettié Silvie,
Psychopathologue social
Institut National de Santé Publique
Abidjan – Côte d'Ivoire

I. Problématique

Le phénomène prostitutionnel à Abidjan, quoiqu'il ne soit pas légal, est une réalité très répandue et visible. Celui-ci consiste à accepter, contre rétribution en nature ou en espèces des relations sexuelles non désirées, habituelles, constantes et répétées avec des clients, connus ou inconnus. Il se présente aujourd'hui sous de multiples visages, à savoir la prostitution de rue, la prostitution de luxe ou professionnelle, la danse nue, le massage érotique, le téléphone érotique, la pornographie, la cyber-prostitution, et la prostitution de survie qui va faire l'objet d'intérêt dans le cadre de la présente étude. Celle-ci également se présente sous plusieurs formes dont deux vont faire l'objet d'attention dans le cadre de la présente étude. La première consiste pour les actrices, à exercer oisivement cette pratique comme seule activité rentable, tandis que la seconde tend à la voiler derrière un autre métier générateur de revenus. C'est pourquoi Le gardinier (1999) soutient que les chemins de la prostitution sont multiples et variables selon les acteurs.

Cette réalité polymorphe apparaît de nos jours à Abidjan, comme l'une des solutions pour sortir de la pauvreté sans cesse grandissante chez les catégories d'individus les plus fragilisés par l'état de précarité (Koné et Kouamé, 2005). En effet, les crises sociopolitiques qui ont successivement affecté la Côte d'Ivoire de décembre 1999 à avril 2011 ont accentué la pauvreté des populations, entrainant une forte détérioration de la situation socio-économique des individus et des collectivités, sans qu'ils aient la possibilité de bénéficier des prestations des dispositifs de soutien. Il en résulte que de nombreux démunis, dans la gent féminine notamment, basculent dans la prostitution de survie. Ainsi, les Abidjanais sont devenus familiers de ces nombreuses jeunes femmes, jeunes filles et gamines qui, pour survivre, s'adonnent de jour comme de nuit, au commerce du sexe, dans divers espaces publics plus ou moins célèbres de la ville. Farley (2003) cité par Salmona (*op. cit.*) situe le début de la majorité des situations prostitutionnelles autour de 13-14 ans en moyenne.

Toutefois, de nombreux auteurs s'accordent pour reconnaitre que la prostitution est un métier à haut risque, qui génère des troubles sexuels, physiques et psychiques graves (Faulet, 2001 ; Koffi, 2002 ; Trinquart, 2002 ; Fisher, 2003 ; Lopez, 2006 ; Spire, Favier et Brigaud, 2013 ; Salmona, 2013). Par exemple, Trinquart (*op. cit.*), soutient que les situations prostitutionnelles sont multi-traumatiques avec 68 à 80 % d'état de stress post-traumatique (ESPT) accompagné de troubles de la personnalité très importants à prendre en considération, dans toute tentative de prise en charge socio-sanitaire des prostituées. La prostitution est également reconnue comme l'activité la plus à risque de mort par homicide (clients, proxénètes), par addictions aux drogues, stupéfiants et à l'alcool, par accidents (Hamon, 1999 ; CFCV, 2010 ; Potterat, 2003 cité par Salmona, 2014).

Ainsi, au-delà du drame de société, la prostitution de survie pose un important problème de santé publique si l'on considère les nombreux troubles médico-psychologiques qu'elle génère chez les actrices. Ces troubles auxquels sont exposées ces prostituées ont souvent été à l'origine des voies de sortie qui leur sont proposées par certains professionnels. À ce propos, Salmona (*op. cit.*) soutient que 89 % des prostituées en France veulent en sortir quand Lalon (1995) et N'Guessan (2007) pour leur part insistent sur le fait que cette sortie n'est possible sans une aide extérieure et adaptée.

Malgré tous ces dangers liés à la pratique de ce commerce du sexe, le phénomène poursuit son développement, et semble même être en aggravation constante, avec l'entrée de plus en plus de gamines et d'adolescentes qui y trouvent des moyens de survie et de soutien pour leurs familles démunies. Ainsi, l'on assiste presque impuissant, dans l'indifférence et/ou le mépris, à un drame social, celui des femmes, jeunes filles et fillettes qui, pour survivre à Abidjan, sont contraintes à la prostitution.

Les travaux qui ont porté sur le phénomène se situent dans une perspective tantôt déterministe (Koné et Kouamé, *op. cit.*), tantôt actionniste (Koffi, *op. cit.* ; N'Guessan, *op. cit.* ; Koné, 2013), mais sont souvent restés muets sur la souffrance psychologique qui découle de l'exercice de ce métier. Cette situation fonde la présente étude qui veut explorer le vécu et mettre en exergue la souffrance psychologique des actrices de la prostitution de survie ainsi que ses déterminants, à travers les questions suivantes :

- La pratique de la prostitution de survie améliore-t-elle vraiment les conditions d'existence des prostituées ?

- N'est-elle pas au contraire une source de souffrance psychologique chez les prostituées ? Et cette souffrance psychologique varie-t-elle selon la forme de prostitution exercée ?

L'objectif général de cette étude est de mettre en évidence la souffrance psychologique liée à l'exercice de la prostitution de survie chez les actrices à Abidjan.

Celle-ci s'inscrit dans la théorie psychanalytique de Freud (1920), qui repose sur le postulat selon lequel, le fondement de la vie psychique repose sur les principes de plaisir et de réalité, et que face à certains besoins, l'être humain obéit au principe de réalité en augmentant la quantité d'énergie qu'il possède pour apprendre à supporter les tensions et accepter les souffrances en vue de la satisfaction de ces besoins.

Elle repose sur l'hypothèse générale selon laquelle la souffrance psychologique varie selon la forme de prostitution de survie pratiquée par les prostituées à Abidjan.

L'hypothèse opérationnelle stipule que la souffrance psychologique est moindre chez les actrices qui voilent leur prostitution de survie derrière une autre activité lucrative tandis qu'elle est grande chez leurs homologues qui l'exercent comme seule activité rentable.

II. Méthodologie

1. Présentation des variables

Les variables de la présente étude sont au nombre de deux à savoir la variable indépendante et la variable dépendante.

1.1. Variable indépendante

La variable indépendante est ''la pratique de la prostitution de survie''. Elle est de nature qualitative et admet deux modalités que sont la prostitution non voilée et la prostitution voilée.

La prostitution est qualifiée de non voilée lorsqu'elle constitue la seule activité rémunératrice exercée par les enquêtées. En revanche, elle est qualifiée de voilée lorsqu'elle se pratique derrière une autre activité génératrice de revenus qui lui sert de voile.

1.2. Variable dépendante

La seule variable dépendante est ‘‘la souffrance psychologique’’ et renvoie au malaise intérieur que vit la prostituée dans l’exercice de son métier. Elle est le fait de supporter ou d’éprouver quelques tensions ou quelque chose de désagréable, et traduit des difficultés manifestes vécues par la prostituée, sans que pour autant une maladie mentale soit identifiable.

Cette variable, également de nature qualitative, va s’apprécier selon le degré à travers deux modalités que sont la souffrance moindre et la souffrance grande.

La souffrance est perçue comme moindre lorsque la prostituée décrit des signes de mal-être liés à un seul des trois domaines ci-dessous exposés par rapport à l’exercice de son métier de prostituée. En revanche, elle est qualifiée comme grande lorsque celle-ci décrit des signes de mal-être concernant ces trois domaines.

Ces indicateurs d’appréciation sont :

- les insatisfactions liées à la valeur du gain généré par la prostitution de survie ;

- les insatisfactions liées à sa vie sexuelle et affective ;

- les insatisfactions liées à l'adaptation sociale.

Ces modalités vont être évaluées par l'observation directe et l'entretien non directif.

2. Méthode

L'approche utilisée dans la présente étude est exploratoire et descriptive à visée analytique. Elle s'est déroulée du 1er mars au 30 juin 2014, soit sur une période de quatre mois en raison d'un mois par commune, dans les quatre communes d'Abobo, d'Adjamé, de Port-Bouët et de Cocody, situées respectivement au nord, au centre, au sud et à l'est du district d'Abidjan.

3. Échantillon d'étude

L'échantillonnage par choix raisonné a permis de constituer l'échantillon d'étude dont la taille est de 40 prostituées choisies parmi celles qui ont exprimé le désir de sortir de ce commerce sexuel, dans les quatre communes concernées à savoir Abobo, Adjamé, Port-Bouët et Cocody. Il s'agit d'un échantillon paritaire de 10 prostituées par commune.

Les critères qui ont milité en faveur de leur choix sont les suivants :

-exercer l'une des formes de la prostitution de survie dans l'une des communes de la ville d'Abidjan ;

- y être entrée du fait de sa pauvreté monétaire ;

- exercer la prostitution de survie depuis au moins un an ;

- entretenir l'espoir de subvenir à ses besoins existentiels et à ceux de sa famille avec le gain généré par ce métier.

4. Instruments de collecte des données

L'observation directe et l'entretien non directif ont constitué les instruments de collecte des données lors de la présente étude. L'observation a fourni des informations sur leur présentation physique, leur cadre de vie et de ''travail''.

L'entretien non directif a, quant à lui, permis d'identifier les enquêtées, leur histoire individuelle, leurs difficultés et insatisfactions dans la pratique de la prostitution et de relever les signes de souffrance psychologique cachés derrière ce métier.

L'enquête s'est déroulée avec l'appui institutionnel de trois Organisations Non Gouvernementales (ONG) à

Abobo, Adjamé et Port-Bouet et d'une structure sociale étatique à Cocody, tantôt au siège de ces ONG, tantôt à l'hôtel et dans les maquis où exercent respectivement les enquêtées d'Abobo et de M'Pouto.

III. Résultats

1. Présentation des résultats

Dans le souci d'une meilleure compréhension des résultats de la présente étude, il convient de présenter les caractéristiques des éléments de l'échantillon d'étude. Celles-ci sont consignées dans les tableaux ci-dessous.

Tableau I relatif à l'âge des éléments de l'échantillon d'étude

Tranche d'âge	Abobo		Adjamé		Port-Bouët		M'Pouto		Total
10-13ans	0	0 %	9	22,50 %	2	05 %	0	0 %	11 **(27,50 %)**
14-18ans	0	0 %	1	02,50 %	8	20 %	9	22,50 %	18 **(45 %)**
19-30ans	3	07,50 %	0	0 %	0	0 %	1	02,50 %	4 **(10 %)**
+de 30ans	7	17,50 %	0	0 %	0	0 %	0	0 %	7 **(17,50 %)**
Total	**10**	**(25 %)**	**10**	**(25 %)**	**10**	**(25 %)**	**10**	***(25 %)***	**40 (100 %)**

Ce tableau indique que la prostitution touche aussi bien les jeunes femmes (11/40 : 27,50 %) que les adolescentes, mais avec une prédominance des adolescentes (29/40 :

72,50 %). Les jeunes femmes ont entre 19 et 35 ans et ont été, pour la plupart, rencontrées à Abobo, tandis que les adolescentes l'ont été à Adjamé, Port-Bouet et à M'pouto. La prostitution s'infantilise de plus en plus à Abidjan.

Tableau II relatif au niveau d'études

Niveau d'étude	**Abobo**		**Adjamé**		**Port-Bouët**		**M'Pouto**		**Total**
NS	6	15 %	8	20 %	5	12,50 %	2	05 %	21 **52,50 %**
Primaire	3	07,50 %	2	05 %	4	10 %	7	17,50 %	16 **40 %**
Secondaire	1	02,50 %	0	0 %	1	2,50 %	1	2,50 %	3 **07,50 %**
Total	10	**(25 %)**	10	**(25 %)**	10	**(25 %)**	10	**(25 %)**	40

									(100 %)

À la lecture de ce tableau, les prostituées ont un faible niveau de scolarisation. 21 sur les 40 (52,50 %) n'ont jamais été scolarisées, 16 (40 %) ont le niveau primaire (5 CM2 et 9 CE et 2 CP) et 3 (07,50 %) ont atteint le premier cycle du secondaire (5e et 4e). Le niveau d'études n'influence pas l'entrée dans la prostitution.

Tableau III relatif à la nationalité

Nationalité	**Abobo**		**Adjamé**		**Port-Bouët**		**M'Pouto**		**Total**
Ivoirienne	8	**20 %**	6	**15 %**	9	**22 , 50 %**	9	**22,50 %**	32 **(80 %)**
Immigrée africaine	2	**05 %**	4	**10 %**	1	**02,50 %**	1	**02,50 %**	8 **(20 %)**
Total	10	**25 %**	10	**25 %**	10	**25 %**	10	**25 %**	40 **(100 %)**

Par rapport à la nationalité, 32 des 40 prostituées (80 %) sont de nationalité ivoirienne et 8 (20 %) sont des immigrées originaires des pays de la sous-région ouest-africaine. Les Ivoiriennes sont majoritaires dans la prostitution de survie.

Tableau IV relatif à l'ancienneté

Ancienneté	Abobo		Adjamé		Port-Bouët		M'Pouto		Total
1-5ans	3	**07,50 %**	10	**25 %**	10	**25 %**	10	**25 %**	33 **82,50 %**
Plus de 5 ans	7	**17,50 %**	0	**0 %**	0	**0 %**	0	**0 %**	7 **17,50 %**
Total	10	**25 %**	10	**25 %**	10	**25 %**	10	**25 %**	40 **100 %**

Concernant l'ancienneté dans la pratique de la prostitution, 33/40 (82,50 %) ont entre 1et 5 ans, et 7 (17,50 %) en ont plus de 5 ans. La prostitution ne semble pas s'exercer sur le court terme.

Tableau V relatif au mode d'approche des clients

Mode d'approche	**Abobo**		**Adjamé**		**Port-Bouët**		**M'Pouto**		**Total**
Oisives et Stables	10	**25 %**	0	**0 %**	0	**0 %**	0	**0 %**	10 **25 %**
Oisives et	0	**0 %**	0	**0 %**	10	**25 %**	0	**0 %**	10

vont à l'encontre des clients									**25 %**
Travaillent tout en attendant ou recherchant les clients	0	**0 %**	10	**25 %**	0	**0 %**	10	**25 %**	20 **50 %**
Total	10	**25 %**	10	**25 %**	10	**25 %**	10	**25 %**	40 **100 %**

Ce tableau indique que dans la prostitution de survie, il existe différents modes d'approches des clients. Les jeunes femmes d'Abobo attendent passivement leurs clients sur le lieu d'exercice de leur métier comme dans la prostitution classique. Les adolescentes de

M'Pouto voilent leur prostitution derrière l'exercice de leur métier de serveuse, tout en attendant sur place avec leur allure provocante, leurs clients après leur travail.

Celles d'Adjamé également, voilent leur prostitution derrière l'exercice des petits métiers de rue, comme la vente à la sauvette et le port de bagages dans les marchés. Elles recherchent activement leurs clients tout en exerçant leurs petits métiers

.

Concernant celles de Port-Bouët, elles sont oisives et actives (comment peuvent-elles être à la fois oisives et actives ? Par oisives, vous entendez celles qui n'exercent aucun métier ?) en allant aborder leurs clients dans les rues.

Cette force physique semble manquer aux plus âgées qui préfèrent rester oisives et stables sur leur lieu d'exercice de leur métier. Leur stabilité leur permet sans doute d'éviter aussi la rude concurrence avec les plus jeunes du fait de leur fraîcheur.

2. Forme de prostitution exercée et degré de souffrance psychologique

Tableau VI : Distribution des effectifs des prostituées en fonction de la forme de prostitution exercée

forme/souffrance	Moindre	Grande	Total
non voilée par un métier	2 (05 %)	18 (45 %)	20 (50 %)
Voilée par un métier	3 (07,50 %)	17 (42,50 %)	20 (50 %)
Total	5 (12,50 %)	35 (87,50 %)	40

			(100 %)

Au regard de ce tableau, 18 (45 %) des actrices qui sont dans la prostitution non voilée ont une grande souffrance psychologique contre seulement 2 (05 %), chez qui la souffrance est moindre. À l'inverse, 17 (42,50 %) des actrices qui sont dans la prostitution voilée ont aussi une grande souffrance psychologique contre 5 (12,50 %), chez qui la souffrance psychologique est moindre. L'utilisation du test statistique du khi carré permet d'avoir une valeur calculée équivalant à 0,44. Cette valeur étant inférieure au X^2 théorique (6,6349), se révèle non significative au seuil de probabilité $P. \geq 0.01$ et à 1 degré de liberté (Ddl).

Ce résultat qui n'indique pas de différence significative autorise à soutenir que la souffrance psychologique ne varie pas chez les prostituées malgré la forme de prostitution de survie exercée.

IV. Discussion

La présente étude vise à mettre en évidence la souffrance psychologique liée à l'exercice de la prostitution de survie. Pour ce faire, nous nous sommes attachée au cours de cette étude, à étudier les effets de la forme de prostitution de survie pratiquée sur le degré de souffrance psychologique. Il s'agit de la forme voilée par un autre métier et de celle non voilée par un autre métier.

Les résultats, au terme de notre enquête, indiquent que l'hypothèse opérationnelle selon laquelle la souffrance psychologique est moindre chez les prostituées qui voilent leur commerce sexuel derrière un autre métier générateur de revenus, alors qu'elle est grande chez leurs homologues qui n'ont pour seule activité rentable que la prostitution de survie, est infirmée. (Dans le résumé, vous affirmez plutôt que les résultats confirment votre hypothèse) Quelle que soit la forme de prostitution de survie exercée, la souffrance psychologique qui en découle est la même et elle est grande.

Ce résultat s'explique d'abord par l'illusion de vouloir sortir de la pauvreté par le biais de la prostitution. Le plus vieux métier comme tous les autres est rémunéré, mais seulement ici, la rémunération varie selon la durée, selon les conditions des prestations et selon les individus. Ainsi, la passe avec préservatif appelée « play-back » dans leur milieu, est de 1000 F ou de 1500 F et sans préservatif désignée « l'amour en live » est de 5000f. A cet effet, la plupart ont beaucoup plus tendance à recourir à « l'amour en live » pour accroitre leur gain, en dépit de toutes les campagnes de sensibilisation sur les

IST/VIH-SIDA. Les 40 prostituées enquêtées accueillent en moyenne 3 clients par jour en raison de 1000f ou 1500 f si la passe est avec capote, ou encore de 5000 f si elle ne l'est pas.

Cependant, elles reconnaissent toutes que l'argent rapporté par leur métier (entre 30 000 F et 40 000 F par semaine) ne réussit pas à couvrir leurs besoins existentiels et ceux de leurs familles. Même les actrices de la prostitution voilée qui, en plus du gain généré par le commerce du sexe, ont d'autres entrées d'argent, liées à l'exercice d'un autre métier socialement accepté, et aux avantages occasionnels qui lui sont rattachés comme les petits dons ou pourboires selon la gentillesse des clients, reconnaissent l'insuffisance de leurs revenus. C'est d'ailleurs l'insuffisance du gain qui justifie le cumul de métiers qui est aussi générateur de fatigue. C'est pourquoi elles habitent en groupes à 7 ou à 10 dans des habitats de fortune dans des quartiers précaires de leur commune de résidence. Ainsi, l'espoir d'atteindre l'objectif de départ qui est de sortir de l'état de précarité en exerçant la prostitution de survie se transforme au fil du temps en désespoir et en désillusion. Au début pratiquée comme une activité transitoire, qui va juste générer les fonds nécessaires à l'exercice d'une activité professionnelle plus honnête et socialement valorisée, la prostitution, comme un piège, y enferme ses actrices sur le long terme et engendre chez ces dernières, une grande souffrance psychologique.

Par ailleurs, le gain généré par la prostitution est reconnu et qualifié d'argent « sale, honteux » par tous, y compris par les proches mêmes des prostituées qui s'en servent parfois.

En définitive, la prostitution de survie, dans toutes ses formes, contrairement aux fausses croyances populaires, n'est pas aussi lucrative, en ce sens qu'elle maintient les prostituées dans l'état de précarité sociale qu'elles voulaient fuir en y entrant.

Ensuite, dans la prostitution de survie, la vie sexuelle et affective des actrices subit une perturbation. En effet, l'acte sexuel cesse de viser la recherche du plaisir, au détriment du gain financier ou matériel pour assurer la subsistance. Le corps ainsi chosifié devient comparable à une marchandise qui se vend, et qui, après paiement par le client, lui donne le droit d'en user comme bon lui semble. Elles reconnaissent à ce propos qu'elles sont exposées à diverses violences telles que celle de subir des rapports sexuels non désirés et de manière répétitive, avec plusieurs acheteurs de services sexuels dont des sadiques, celles des proxénètes qui les exploitent de façon impitoyable, et celles des forces de l'ordre qui les rackettent. Les notions fondamentales en matière de sexualité comme désir, plaisir et partage dans ces conditions, disparaissent au bénéfice du rapport strictement commercial. Cette situation est tellement douloureuse pour ces professionnelles du sexe qu'elles préfèrent fuir la triste réalité en s'adonnant à la consommation abusive de substances comme l'alcool, la drogue et le tabac. Le recours à ces substances les entraine dans un état second qui leur permet de pouvoir supporter les difficiles conditions d'exercice de leur métier. Elles s'absentent ainsi psychiquement, et sortent aussi de leurs corps, au cours des rapports sexuels non désirés avec ces multiples partenaires inconnus, pour ne pas y participer consciemment. Cependant, le recours à ces substances ne saurait non plus faire oublier durablement les nombreuses cruautés infligées au corps.

À côté de cela, il y a que la concurrence est très rude dans ce milieu et exige que les prostituées apportent de grands soins à leurs corps. Ainsi, dépigmentation, tatouages multiples sur le corps, maquillage exagéré et tenues légères exposant les parties intimes du corps sacré de la femme, sont autant de soins pour pouvoir attirer les éventuels clients.

Mais, derrière ce maquillage débordant, se cache la triste et laide réalité de ce corps sali et souillé par tant de partenaires sexuels non choisis, parfois brutaux, et qui tout en blessant leur cœur, entraine des sentiments de honte, d'insatisfaction, de culpabilité et un dégoût pour leur propre corps.

En outre, ces soins excessifs participent à la détérioration de leur corps physique.

Enfin, la prostitution de survie perturbe le réseau relationnel et l'adaptation sociale des prostituées. Celle-ci est une pratique qui bénéficie d'une image socialement très négative et dévalorisante. À ce titre, se présenter comme des prostituées, c'est faire la honte de sa famille, de ses amies et connaitre en permanence le mépris et le rejet de la société. Le maintien du lien avec les associations devient dès lors difficile de même que l'accès aux services sociaux.

Les multiples appellations qui servent à les désigner souvent avec insolence telles que saho, pute, putain, bordel, toutou, djandjou, djantra, etc. traduisent ce rejet social, voire cette mort sociale dans laquelle elles se sont enfermées. C'est pourquoi celles qui sont dans la forme non voilée exercent presque toujours en dehors de leurs zones d'habitation, afin de ne pas être reconnues par leurs proches. Même dans ces zones, elles portent des déguisements qui ne favorisent pas leur identification au premier regard sur ces sites de prostitution. Toutes obéissent dans ce métier à la loi du faux et de l'artificiel : faux cheveux, faux cils, faux ongles, faux teint et fausse identité. Acculées à l'isolement social et à la clandestinité, il leur est de plus en plus facile d'ignorer leur identité.

Celles qui sont dans la prostitution voilée quant à elles se cachent derrière le petit métier apparemment honnête et socialement acceptable et accepté, pour noyer leur prostitution et se donner du crédit socialement. Cette vie dans le mensonge inscrit les unes et les autres dans un processus d'autodestruction progressive. Par conséquent, pratiquer la prostitution de survie, c'est éprouver une grande souffrance psychologique.

Conformément à la théorie de Freud (*op. cit.*), les enquêtées face à l'état de précarité sociale, ont obéi au principe de réalité en augmentant la quantité d'énergie qu'elles possèdent pour supporter les tensions et accepter les souffrances liées à l'exercice de la prostitution de survie dans l'espoir d'améliorer leurs conditions d'existence et la qualité de leur vie. (On ne voit pas bien ce que la notion freudienne de « principe de réalité a à voir ici. Et vous ne montrez pas la contradiction dont vous parlez en écrivant : « contrairement à la théorie de Freud »)

Ces résultats corroborent d'abord les conclusions des travaux de Koné et N'Guessan (*op. cit.*) qui montrent que la pauvreté fragilise psychologiquement et socialement les individus et que celle-ci peut les conduire à des déviances, dont la prostitution qui s'est étendue à tous les secteurs y compris celui de l'éducation. Ils vont ensuite dans le même sens que celles de Trinquart (*op. cit.*), Favier et Brigaud (*op. cit.*) et Salmona (*op. cit.*) qui soutiennent que la situation prostitutionnelle entraîne des conséquences graves sur la santé psychique, physique et sexuelle des femmes. (Où votre étude se préoccupe-t-elle de la santé physique et sexuelle ?)

Ils corroborent enfin d'une part, celles de Freud (1962) qui insiste sur l'importance de la sexualité humaine et sur le fait que celle-ci subit un trouble lorsqu'elle se détourne de son but premier de recherche du plaisir ; d'autre part, celles de Maguiabou (2012) qui confirment que la détérioration de l'image du corps dans les violences sexuelles crée une souffrance psychologique.

Conclusion

L'univers de la prostitution à Abidjan est très divers et est en aggravation constante avec l'entrée de plus en plus de gamines et d'adolescentes qui y trouvent des moyens de survie et de soutien pour elles-mêmes et pour leurs familles démunies. L'objectif visé par la présente étude était justement d'analyser (vous n'avez rien analysé du tout) la souffrance psychologique liée à l'exercice de la prostitution de survie à Abidjan. Les faits mis en évidence montrent que, contrairement à ce que croiraient beaucoup de gens, le commerce du sexe n'est pas le recours au gain facile d'argent, mais plutôt l'objet d'une grande souffrance psychique et psychologique vécue par les prostituées. Cette souffrance est déterminée par l'insuffisance du gain qui maintient durablement les actrices dans la prostitution, la perturbation de la vie affective et sexuelle où les échanges humains se transforment en échanges commerciaux, et par des difficultés d'adaptation sociale à cause du regard de mépris posé sur le plus vieux métier par la société.

Ces résultats corroborent d'abord les conclusions des travaux de Koné et N'Guessan (*op. cit.*) qui montrent que la pauvreté fragilise psychologiquement et socialement les individus et que pour des sujets déjà fragilisés psychologiquement, la prostitution peut apparaître comme une voie de recours ; ensuite, celles de Trinquart (*op. cit.*), Favier et Brigaud (*op. cit.*) et Salmona (*op. cit.*) qui décrivent les graves conséquences de la situation prostitutionnelle sur la santé psychique, physique et sexuelle des actrices ; et enfin celles de Freud (*op. cit.*) d'une part, qui insistent sur le fait que la sexualité subit un trouble lorsqu'elle se détourne de son but premier de recherche du plaisir, ainsi que celles de Maguiabou (*op. cit.*) d'autre part, qui confirment que la détérioration de l'image du corps dans les violences sexuelles crée une souffrance psychologique chez les victimes.

Si la souffrance psychologique est bien réelle dans la prostitution de survie, la capacité des individus à y faire face reste très inégale.

Seule la compréhension de leurs véritables besoins et difficultés permettra de leur proposer des réponses adaptées, et de leur garantir le succès des stratégies de sortie.

Résumé

Cette étude analyse la souffrance psychologique liée à la pratique de la prostitution de survie à Abidjan. Elle se fonde sur l'hypothèse générale selon laquelle la pratique de la prostitution de survie exerce une influence significative sur le degré de souffrance psychologique chez les prostituées à Abidjan.

L'approche utilisée est qualitative et le recueil des données a été fait au moyen de l'observation directe et de l'entretien non directif menés sur un échantillon de 40 prostituées. Les données recueillies, traitées par le test statistique de khi carré, et les résultats obtenus confirment l'hypothèse émise au départ.

Mots-clés : prostitution de survie, prostituées, souffrance psychologique.

Summary

This survery analyses the psychological suffering linked to the practice of survival prostitution in Abidjan. It's based upon the general hypothesis according to which the practice of survival prostitution exerts a significant influence on the degree of psychological suffering on the prostitutes in Abidjan. The approach used is qualitative and the data collection, has been done through the direct observation and a non directive interview with a sample of 40 prostitutes. The data collection, treated by the ''khi carré of Pearson'' and the results obtained, confirm the hypothesis stated at the beginning.

***Key words** : survival prostitution, prostitutes, psychological suffering.*

Références bibliographiques

Collectif féministe contre le viol (CFCV, 2010).« Les agressions sexuelles », http://www.cfcv.asso.fr/article.php3pidarticle: 178.

FAULET, F. (2001). Les femmes à partenaires multiples. *Le sida parlons-en*, 1re édition, 101-108.

FICHER, G. N. (2003). *Les blessures psychiques*, Paris, Odile Jacob.

FREUD, S. (2010). *Trois essais sur la théorie de la sexualité*. Paris, PUF Quadrige, 1re édition 1962 Gallimard. En 2010 et même en 1962, Freud était mort, et n'a donc rien pu publier, indiquez la date véritable de la publication de l'écrit cité) FREUD, S. (1920). *Au-delà du principe de plaisir, in Essais de psychanalyse*. Paris, Payot, coll. « petite Bibliothèque Payot », 2004.

HAMON, F. (1999). *Délinquance sexuelle et crimes sexuels*. Paris : Masson.

KOFFI, B. (2002). Métier ou simple banalisation ? *Afrique prostitution nn°2*, 3.

KONE, M. (2013). *Encadrement psycho éducatif, moyen de lutte contre la prostitution des adolescentes.* Abidjan, INFS. EES. Mémoire de fin de cycle, inédit.

KONE M. et KOUAME, N. (2005). *Socio anthropologie de la famille en Afrique, évolution des modèles en Côte d'Ivoire.* Abidjan : CERAP.

MAGUIABOU, A. (2012). « Détérioration de l'image du corps chez l'adolescente victime de violence sexuelle », *in violence(s)-Revue Camerounaise de psychologie clinique,* l'Harmattan, 61-76.

LEGARDINIER, C. (1999). « Les chemins de la prostitution », *in Prostitution et société n° 124*, janvier-mars.

N'GUESSAN, M. (2007). *Insertion socio-économique de quatre femmes à partenaires multiples : une étape vers l'autonomie financière.* Abidjan : INFS, mémoire de fin de cycle, EES, inédit.

LALON, Y. (1995). L'aide aux victimes : développer l'écoute, in journal des psychologues

LOPEZ, G.(2006). *Les conséquences des psychotraumatismes*. Paris : Dunod.

OMS (2002). *La violence sexuelle, Rapport mondial sur la violence et la santé*. Genève : Organisation mondiale de la santé.

PROULX, J., CUSSON, M., BEAUREGARD, E. et NICOLE, A. (dir.) (2005). *Les meurtriers sexuels : Analyse comparative et nouvelles perspectives*. Montréal : Presses de l'Université de Montréal.

SALMONA, M. (2014). « *Conséquences psychotraumatiques de la prostitution*, colloque de Munich du 06-12-14, sur *memoiretraumatique.org* consulté le 15-04-2015 à 11h.

SALMONA, M. (2013). *Le livre noir des violences sexuelles*, Paris, Dunod.

SPIRE, B., FAVIER, C. et BRIGAUD, T. (2013). *Prostitution et racolage : les risques du métier ?* sur *http://www.liberation.fr/societe/2013/03/18/prostitution-et-racolage-les-risques du métier*, consulté le 12/08/2015

TRINQUART, J. (2002). Conséquences psychiques et physiques de la prostitution, sur *https://france.attac.org/archives/spip.php.article 1232,* consulté le 04-08-2015 à 10 h.

LES CAHIERS DE L'IREA
N° 21 - 2018

Revue de l'Institut de recherches et d'études africaines (IREA)

Vision sociologique et anthropologique

Allah-Adoumbeye DJIMADOUMNGAR

Laurence DOREMUS

Sylvain Musinde SANGWA

Bah Jean-Pierre KOUAKOU

Gahié Bertin KADET

William DE GASTON

L'Harmattan

LES CAHIERS DE L'IREA
N° 22 - 2018

Revue de l'Institut de recherches et d'études africaines (IREA)

Autour du politique

....

Sirabana COULIBALY

Par Patrick WAFEU TOKO

Jean-Claude KAKULE LYAMAHESANA

Joseph TEGUEZEM
et
Lyonel Faustin NGOUNOU

Galina SIDOROVA

L'Harmattan

LES CAHIERS DE L'IREA
N° 23 - 2018

Revue de l'Institut de recherches et d'études africaines (IREA)

Communication et documentation

Gilbert TOPPE

Kahou Albert DJE BI

et

Pénédjotêh Jean-Paul COULIBALY

Joseph EPEE EKWALLA

William DE GASTON

Jean Michel, Ahizi ANADO

Koffi Nestor N'DRI

L'Harmattan

LA REVUE LES CAHIERS DE L'IREA
(Institut de Recherche et d'Études Africaines)

- **Abonnement annuel (4 numéros) (Frais de port inclus)**
  - **France……………………………………Euros**
  - **Étranger et DOM-TOM…………………Euros**
  - **Afrique…………………………………Euros**

- **Vente au numéro (Frais de port inclus)**
  - **France, DOM-TOM et étranger………Euros**
  - **Afrique…………………………………Euros**

La revue Les Cahiers de l'IREA est disponible, sur commande, par correspondance aux Éditions L'Harmattan, 7 rue de l'École Polytechnique, 75005 Paris

✂………………………………………………………

BON DE COMMANDE

NOM ET PRENOM……………………………………

ADRESSE………………………………………………

CODE POSTALE…………………………………………

DATE SIGNATURE

Règlement par chèque postal, bancaire ou mandat international à l'ordre des Éditions l'Harmattan :

Éditions L'Harmattan, 7 rue de l'École polytechnique, 75005 Paris

L'HARMATTAN ITALIA
Via Degli Artisti 15; 10124 Torino
harmattan.italia@gmail.com

L'HARMATTAN HONGRIE
Könyvesbolt ; Kossuth L. u. 14-16
1053 Budapest

L'HARMATTAN KINSHASA
185, avenue Nyangwe
Commune de Lingwala
Kinshasa, R.D. Congo
(00243) 998697603 ou (00243) 999229662

L'HARMATTAN CONGO
67, av. E. P. Lumumba
Bât. – Congo Pharmacie (Bib. Nat.)
BP2874 Brazzaville
harmattan.congo@yahoo.fr

L'HARMATTAN GUINÉE
Almamya Rue KA 028, en face
du restaurant Le Cèdre
OKB agency BP 3470 Conakry
(00224) 657 20 85 08 / 664 28 91 96
harmattanguinee@yahoo.fr

L'HARMATTAN MALI
Rue 73, Porte 536, Niamakoro,
Cité Unicef, Bamako
Tél. 00 (223) 20205724 / +(223) 76378082
poudiougopaul@yahoo.fr
pp.harmattan@gmail.com

L'HARMATTAN CAMEROUN
BP 11486
Face à la SNI, immeuble Don Bosco
Yaoundé
(00237) 99 76 61 66
harmattancam@yahoo.fr

L'HARMATTAN CÔTE D'IVOIRE
Résidence Karl / cité des arts
Abidjan-Cocody 03 BP 1588 Abidjan 03
(00225) 05 77 87 31
etien_nda@yahoo.fr

L'HARMATTAN BURKINA
Penou Achille Some
Ouagadougou
(+226) 70 26 88 27

L'HARMATTAN SÉNÉGAL
10 VDN en face Mermoz, après le pont de Fann
BP 45034 Dakar Fann
33 825 98 58 / 33 860 9858
senharmattan@gmail.com / senlibraire@gmail.com
www.harmattansenegal.com

L'HARMATTAN BÉNIN
ISOR-BENIN
01 BP 359 COTONOU-RP
Quartier Gbèdjromèdé,
Rue Agbélenco, Lot 1247 I
Tél : 00 229 21 32 53 79
christian_dablaka123@yahoo.fr

www.ingramcontent.com/pod-product-compliance
Lightning Source LLC
LaVergne TN
LVHW010927061026
849535LV00007B/2276
* 9 7 8 2 3 4 3 1 6 5 9 2 9 *